Interdisziplinäre Gastroenterologie

Herausgeber: J.R. S‌IEWERT und A.L. B‌LUM

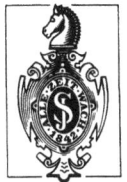

P. Scalfaro, H.R. Koelz, A.L. Blum

Dyspepsiealmanach

Unter Mitarbeit von
D. Armstrong, A. Berstad, M. Bertolini, A. Bretholz,
P. Clavel, G. Dorta, C. Emde, M. Fried, F. Froehlich,
B. Groos, P. Guex, J. Guyot, W.J. Hogan, I. Kravarik,
F. Makowiec, S. Müller-Lissner, E. Saraga,
J.-F. Schnegg, H. Sulser, J. Toouli und A. Torsoli

Mit 60 Abbildungen

Springer-Verlag

Berlin Heidelberg New York
London Paris Tokyo
Hong Kong Barcelona
Budapest

Prof. Dr. med. ANDRÉ L. BLUM

PIERO SCALFARO, Méd.-Ass.

Division de Gastro-entérologie, Centre Hospitalier
Universitaire Vaudois (CHUV)
CH-1011 Lausanne

PD Dr. med. HANS RUDOLF KOELZ
Abteilung Gastroenterologie,
Medizinische Klinik, Triemli-Spital
CH-8063 Zürich

Illustrationen: M. BERTOLINI

Zeichnungen: I. KRAVARIK

ISBN-13:978-3-540-54517-0   e-ISBN-13:978-3-642-76906-1
DOI: 10.1007/978-3-642-76906-1

Dieses Werk ist urheberrechtlich geschützt. Die dadurch begründeten Rechte, insbesondere die der Übersetzung, des Nachdrucks, des Vortrags, der Entnahme von Abbildungen und Tabellen, der Funksendung, der Mikroverfilmung oder der Vervielfältigung auf anderen Wegen und der Speicherung in Datenverarbeitungsanlagen, bleiben, auch bei nur auszugsweiser Verwertung, vorbehalten. Eine Vervielfältigung dieses Werkes oder von Teilen dieses Werkes ist auch im Einzelfall nur in den Grenzen der gesetzlichen Bestimmungen des Urheberrechtsgesetzes der Bundesrepublik Deutschland vom 9. September 1965 in der jeweils geltenden Fassung zulässig. Sie ist grundsätzlich vergütungspflichtig. Zuwiderhandlungen unterliegen den Strafbestimmungen des Urheberrechtsgesetzes.

© Springer-Verlag Berlin Heidelberg 1992

Die Wiedergabe von Gebrauchsnamen, Handelsnamen, Warenbezeichnungen usw. in diesem Werk berechtigt auch ohne besondere Kennzeichnung nicht zu der Annahme, daß solche Namen im Sinne der Warenzeichen- und Markenschutz-Gesetzgebung als frei zu betrachten wären und daher von jedermann benutzt werden dürften.

Produkthaftung: Für Angaben über Dosierungsanweisungen und Applikationsformen kann vom Verlag keine Gewähr übernommen werden. Derartige Angaben müssen vom jeweiligen Anwender im Einzelfall anhand anderer Literaturstellen auf ihre Richtigkeit überprüft werden.

Satz und Reproduktion der Abbildungen: RTS, Wiesenbach

21/3130-543210 – Gedruckt auf säurefreiem Papier

Vorwort

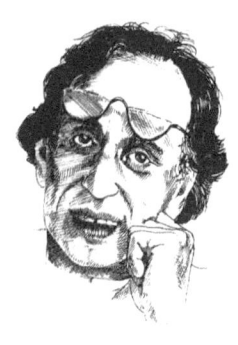

Das Ziel des Dyspepsiealmanachs ist eine betont einfache, gleichzeitig aber wissenschaftlich gut fundierte Darstellung der funktionellen Dyspepsien. Ein solches Unternehmen stößt schon in klaren Bereichen der Medizin auf Schwierigkeiten. In widersprüchlichen, schlecht definierten, raschen Änderungen und Modeströmungen unterworfenen Bereichen, zu denen die funktionellen Dyspepsien gehören, scheinen die Schwierigkeiten zunächst unüberwindlich. Im Dyspepsiealmanach haben wir drei Techniken benutzt, um dem Ziel trotz aller Widerstände möglichst nahe zu kommen:

1. Einfache Formulierungen

Wo immer möglich benutzen wir Hauptsätze. Wissenschaftliche Widersprüche werden klar beschrieben. Wir möchten Unklarheiten des Inhalts nicht durch Unklarheiten des Ausdrucks zur Darstellung bringen. Das Thema der funktionellen Dyspepsien enthält zahlreiche Widersprüchlichkeiten. In diesen Fällen erwähnen wir unsere eigene Meinung. Wir glauben, daß dem Leser dadurch besser gedient ist als durch die Anhäufung von Literaturzitaten. Wir zitieren spärlich, beschränken uns auf die uns wichtig erscheinenden Arbeiten und versehen im Literaturverzeichnis besonders zur Lektüre empfohlene Arbeiten mit Kurzkommentaren. Die klinisch nicht direkt relevanten Arbeiten haben wir rigoros selektioniert. Beispielsweise erwähnen wir im Falle des Magenstase-Typs die weit über 100 Publikationen über die Messung der Magenentleerung kaum, weil wir sie für die Praxis als wenig relevant erachten.

2. Synthese von Wort und Bild (s. Abb. 1)

Der Dyspepsiealmanach und die Videokassette weisen das gleiche Format auf. Wir möchten damit zum Ausdruck bringen, daß Buch und Film gleichwertige Informationsträger sind. Im Almanach wird mit wenigen Ausnahmen nur Information gegeben, die sich auch bildlich darstellen läßt. Das Ineinan-

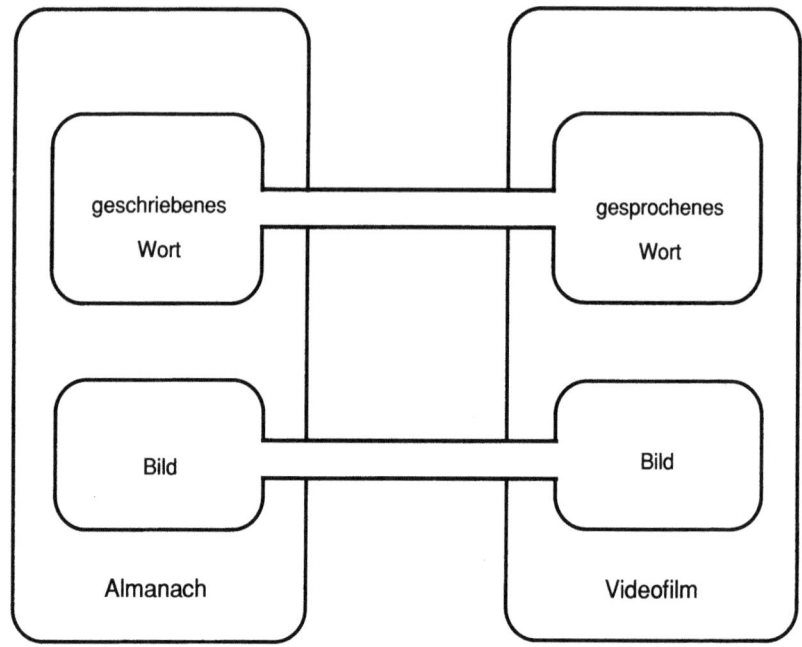

Abb. 1: Buch und Film entsprechen sich

dergreifen von Text und Bild des Almanachs und der Kassette ermöglichen eine rasche Orientierung und erleichtern die Erinnerung an das Dargebotene.

3. Logischer Aufbau und moduläre Struktur

Wir legen der Darstellung die Grundstruktur eines Lehrbuchs zugrunde, nämlich
- Zusammenfassung
- Problemstellung
- Definition
- Epidemiologie
- Fallbeispiele
- Allgemeine Pathophysiologie
- Spezielle Pathophysiologie
- Allgemeine Diagnostik
- Spezielle Diagnostik
- Therapieprinzipien
- Medikamentöse Therapie

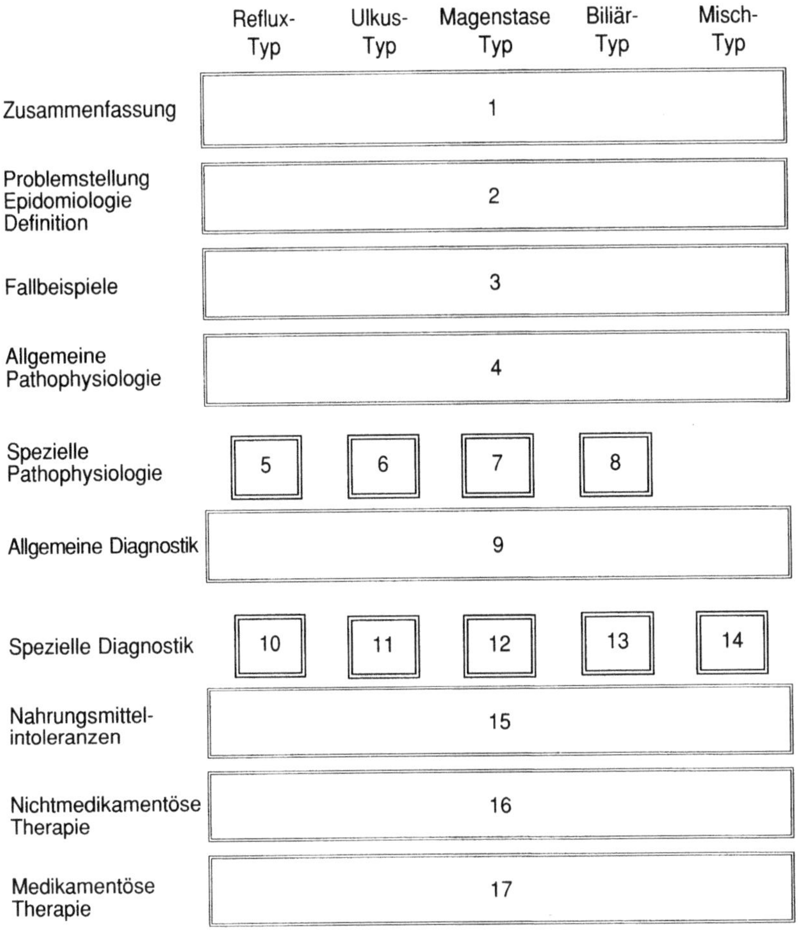

Vorwort

	Reflux-Typ	Ulkus-Typ	Magenstase Typ	Biliär-Typ	Misch-Typ
Zusammenfassung			1		
Problemstellung Epidomiologie Definition			2		
Fallbeispiele			3		
Allgemeine Pathophysiologie			4		
Spezielle Pathophysiologie	5	6	7	8	
Allgemeine Diagnostik			9		
Spezielle Diagnostik	10	11	12	13	14
Nahrungsmittelintoleranzen			15		
Nichtmedikamentöse Therapie			16		
Medikamentöse Therapie			17		

Abb. 2: Aufbau von Buch und Film. Die Zahlen entsprechen den Kapitel- und Filmsequenz-Nummern

Zur Erleichterung der klinischen Arbeit unterteilen wir die funktionellen Dyspepsien in verschieden Typen, nämlich den Reflux-Typ, den Ulkus-Typ, den Magenstase-Typ, den Biliär-Typ und den Misch-Typ. Jeder der fünf Typen wird durch ein Fallbeispiel verkörpert. Wir sind uns im klaren, daß jeder Typeneinteilung der funktionellen Dyspepsien etwas Artefizielles anhaftet. Im Almanach erklären wir, weshalb wir uns trotz allem zu dieser Einteilung entschlossen haben.

Durch die Kombination der Grundthematik mit den 5 Dyspepsietypen ergibt sich die in Abbildung 2 gezeigte Struktur. Die Kapitelnumerierungen des Almanachs und des Videofilms sind identisch. Punktuelle Querverbindungen zwischen Almanach und Film lassen sich ohne Schwierigkeiten herstellen. Schließlich haben wir Buchkapitel und Filmsequenzen modulär strukturiert. Sie stellen in sich geschlossene thematische Einheiten dar. Der Leser und Zuschauer kann jedes Kapitel und jede Sequenz gezielt oder im Zusammenhang konsultieren. Somit lassen sich Almanach und Film den Bedürfnissen eines einzelnen oder einer Gruppe anpassen. Der Almanach eignet sich als unabhängiges Buch und als Begleitbroschüre zum Film.

Mit dem Wort „Almanach" bringen wir zum Ausdruck, daß es sich um ein bebildertes Jahrbuch handelt, eine Momentaufnahme ohne Anspruch auf eine Doktrin.

Lausanne, Oktober 1991   ANDRÉ L. BLUM

Den Mitarbeitern des Centre d'Enseignement Médical et de Communication Audio-Visuelle (CEMCAV) im Centre Hospitalier Universitaire Vaudois (CHUV), Lausanne, danken wir für die Vorbereitung der Illustrationsvorlagen dieses Buches.

Inhaltsverzeichnis

1 **Zusammenfassung** 1

2 **Einleitung** 2

3 **Fallvorstellungen** 21

Reflux-Typ 23

Magenstase-Typ 24

Ulkus-Typ 25

Biliär-Typ 26

Misch-Typ 27

Pathophysiologie

4 Allgemeine Aspekte der Pathophysiologie von Dyspepsien 28

5 Pathophysiologie des Reflux-Typs 40

6 Pathophysiologie des Magenstase-Typs 50

7 Pathophysiologie des Ulkus-Typs 66

8 Pathophysiologie des Biliär-Typs 79

Diagnose

9 Diagnostisches Vorgehen 86

10 Diagnose des Reflux-Typs 96

11 Diagnose des Magenstase-Typs 106

12 Diagnose des Ulkus-Typs 114

13 Diagnose des Biliär-Typs 122

14 Diagnose des Misch-Typs 128

15 Nahrungsmittelintoleranzen 131

Therapie

16 Therapieprinzipien 140

17 Medikamentöse Therapie 148

Sachverzeichnis 159

1 Zusammenfassung

Definitionen und Klassifikation

Der Ausdruck Dyspepsie definiert Symptome im Oberbauch, die vom Arzt auf den oberen Gastrointestinaltrakt bezogen werden.

Bei Patienten mit funktionellen Dyspepsien finden sich keine makroskopisch erkennbaren Läsionen, welche die Beschwerden erklären. Häufig können Störungen der gastrointestinalen Motilität nachgewiesen werden. In anderen Fällen ist eine makroskopisch nicht erkennbare Entzündung der Magenschleimhaut die mögliche Ursache der dyspeptischen Beschwerden. Psychische Faktoren führen zu erhöhtem Leidensdruck und beeinflussen den Verlauf der dyspeptischen Erkrankungen ungünstig. Beweise für den psychischen Ursprung der funktionellen Dyspepsien lassen sich nicht erbringen.

Wir unterscheiden aufgrund der Hauptsymptome fünf Dyspepsie-Typen (s. Kap. 2, S. 12 und Kap. 3, S. 21):

– den Reflux-Typ (Simon Saurer)
– den Ulkus-Typ (Gustav Grimmer)
– den Magenstase-Typ (Elvira Eisenstein)
– den Biliär-Typ (Bettina Biliardi)
– den Misch-Typ (Michaela Mischler)

Diese Klassifikation der funktionellen Dyspepsien ist eine Hilfe für das weitere Vorgehen und deshalb Mittel zum Zweck. Sie erhebt nicht den Anspruch, pathogenetische Mechanismen und Krankheitsursachen zu erkennen.

Pathophysiologie

Herr Saurer leidet an typischen Beschwerden eines gastrooesophagealen Refluxes. Die Mechanismen, welche zur verlängerten Säureexposition des Oesophagus führen, sind die Insuffizienz des unteren Oesophagussphinkters und eine verminderte Selbstreinigung des Oesophagus.

Herr Grimmer leidet an dyspeptischen Beschwerden, die eine Ulkuskrankheit vermuten lassen. Diese Möglichkeit ist endoskopisch ausgeschlossen worden. In der Antrumbiopsie ist eine durch Helicobacter pylori verursachte Oberflächengastritis diagnostiziert worden. Die Helicobacter-pylori-positive Gastritis ist im Regelfall asymptomatisch. Sie ist höchstens bei einer Untergruppe von Dyspepsie-Patienten für die Beschwerden mitverantwortlich.

Die Beschwerden von Fräulein Eisenstein lassen an eine Störung der Magenmotilität mit verzögerter Magenentleerung denken. Mechanismen, die zur verzögerten Magenentleerung führen, sind ein hypomotiles Antrum und eine schlechte Koordination der Motilität von Antrum, Pylorus und Duodenum.

Die rechtsseitigen Oberbauchschmerzen von Frau Biliardi lassen eine biliäre Erkrankung vermuten. Bei fehlenden organischen Gallenwegserkrankungen sind neuerdings Störungen der Motilität vorwiegend im Sphinkter Oddi beschrieben worden. Es handelt sich jedoch um Veränderungen von unklarer klinischer Bedeutung.

Diagnostik

Die diagnostische Abklärung eines Patienten mit Dyspepsie verfolgt zwei Ziele:
1. Organische Krankheiten müssen ausgeschlossen werden.
2. Für die Behandlung des Patienten mit funktioneller Dyspepsie wird eine rationale Grundlage geschaffen.

Anamnese und klinische Untersuchung sind die Basis zum diagnostischen Vorgehen. Das Gespräch fördert die Vertrauensbeziehung zwischen Arzt und Patient. Alarmsymptome, die einer raschen Abklärung bedürfen, werden erfaßt. Das individuelle Beschwerdebild gibt Hinweise für die weiteren diagnostischen Untersuchungen. Die genaue Nahrungsmittel-Anamnese gehört stets zur Abklärung eines dyspeptischen Patienten.

Die apparativen diagnostischen Maßnahmen, einzeln oder kombiniert durchgeführt, lassen sich in 4 Gruppen einteilen:
1. Einfache Laboruntersuchungen wie Hämoglobin, Blutsenkungsgeschwindigkeit und eine Urinuntersuchung können Hinweise auf entzündliche Krankheiten oder Blutungen ergeben.
2. Gastroskopie, Sonographie des oberen Abdomens und zusätzliche Laboruntersuchungen werden zur Erfassung von häufigen organischen Ursachen durchgeführt.
3. Bei weiterhin unklaren Fällen dienen aufwendigere bildgebende Verfahren wie Computertomographie und endoskopische retrograde Cholangiopankreatographie (ERCP) dem Ausschluß organischer Ursachen.
4. Gastrointestinale Funktionstests schließlich objektivieren die Funktionsstörungen.

Grundsätzlich stehen zur Abklärung der verschiedenen Dsypepsie-Typen spezifische Untersuchungsmethoden zur Verfügung. Ihr Einsatz hängt jedoch von verschiedenen Faktoren ab:

Bei Refluxsymptomen und normalen endoskopischen Befunden, wie im Falle von Herrn Saurer, ist die 24-Stunden-pH-Metrie indiziert. Es handelt sich um die beste Methode zum Nachweis eines pathologischen gastrooesophagalen Refluxes ohne Oesophagitis.

Fräulein Eisenstein klagt über Symptome, die eine verzögerte Magenentleerung vermuten lassen. In solchen Fällen kann die Untersuchung der Magenentleerung, z. B. mit der Szintigraphie, erwogen werden, falls eine motilitätsfördernde Therapie keine Besserung der Symptome bewirkt.

Bei Patienten mit ulkusartigen Beschwerden und normaler oberer Endoskopie, wie im Falle von Herrn Grimmer, ist die Diagnose von Helicobacter pylori in der Magenmukosa von Interesse.

Bei dyspeptischen Beschwerden des Biliär-Typs, wie im Falle von Frau Biliardi, werden in speziellen Zentren manometrische Untersuchungen der Gallenwegsmotilität durchgeführt. Der klinische Wert solcher Untersuchungen ist jedoch umstritten.

Der Fall von Frau Mischler illustriert, daß es bei fehlenden Leitsymptomen schwierig ist, adäquate Funktionstests durchzuführen. Die vielen Beschwerden erlauben keinen gezielten Einsatz einer spezifischen Untersuchung, und die Durchführung multipler Tests ist nicht sinnvoll.

Therapie

Die Behandlung der Patienten mit funktioneller Dyspepsie beruht auf 4 Grundlagen:
1. der Vertrauensbeziehung zwischen Arzt und Patient
2. den diagnostischen Maßnahmen
3. den nichtmedikamentösen Maßnahmen und
4. der medikamentösen Therapie.

Die Vertrauensbeziehung zwischen Arzt und Patient ist die Grundlage für die in der Regel langwierige und schwierige Behandlung.

Alle diagnostischen Maßnahmen, auch solche mit negativem Befund, haben einen therapeutischen Wert. Der Ausschluß einer ernsthaften Krankheit kann den Leidensdruck vermindern.

Die Anamnese liefert Anhaltspunkte für nichtmedikamentöse Maßnahmen, welche die allgemeine Lebensführung, exogene Noxen und die Ernährung betreffen.

Die medikamentöse Therapie ist zwar wichtig und sinnvoll. Eine günstige und anhaltende Wirkung auf den Krankheitsverlauf durch die alleinige Verabreichung von Medikamenten wird aber selten erreicht. Da bei den funktionellen Dyspepsien die eigentlichen Krankheitsursachen unbekannt sind, ist eine kausale medikamentöse Therapie zur Zeit nicht möglich.

Im Rahmen einer probatorischen Therapie sind die empfohlenen Medikamente erster Wahl die motilitätsfördernden Substanzen, die sogenannten Prokinetika, und die Säuresekretionshemmer.

Chirurgische und andere invasive Maßnahmen haben bei der funktionellen Dyspepsie keinen Platz.

2 Einleitung

Definitionen

Der Ausdruck Dyspepsie definiert Symptome im Oberbauch, die vom Arzt auf den oberen Gastrointestinaltrakt bezogen werden. Diese Symptome können in den retrosternalen Bereich einstrahlen (1, 2). Häufig ist Übelkeit assoziiert (3). Durch Mahlzeiten können die Beschwerden ausgelöst, verstärkt oder gebessert werden (4). Stuhlunregelmäßigkeiten sind zwar keine dyspeptischen Symptome (5), sie treten aber bei Patienten mit dyspeptischen Beschwerden häufig auf (6).

Eine chronische Dyspepsie liegt vor, wenn die Beschwerden länger als einen Monat andauern.

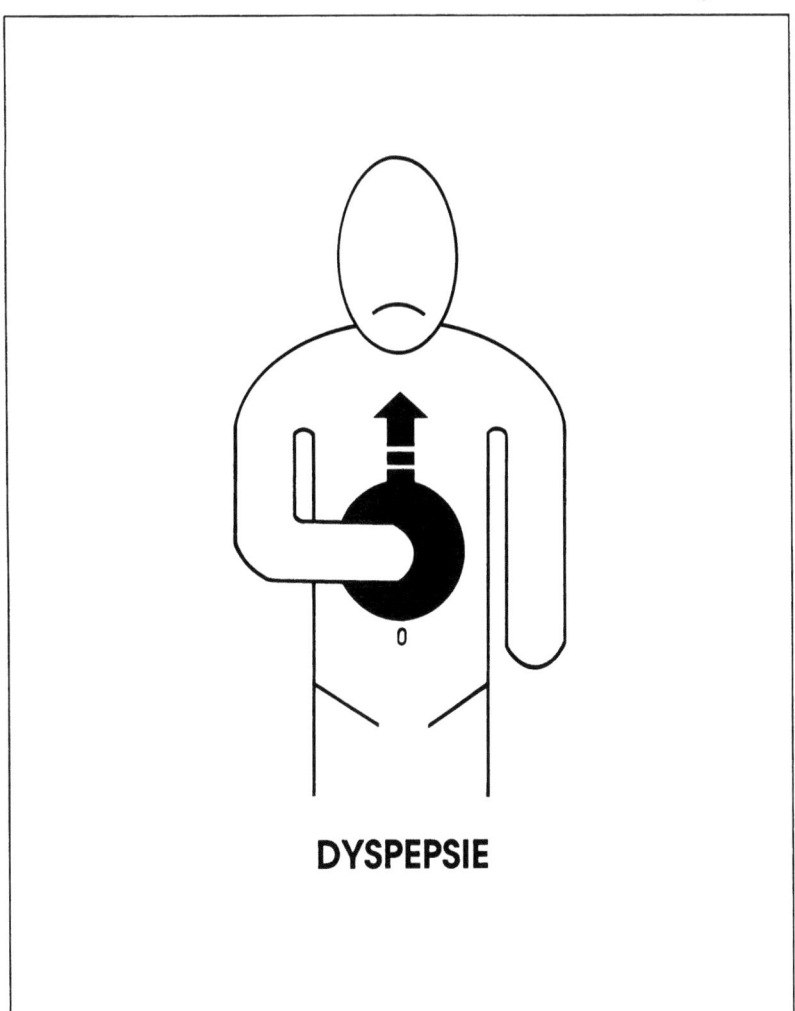

Abb. 2.1: Definition der Dyspepsie
Der Ausdruck Dyspepsie definiert Symptome im Oberbauch, die vom Arzt auf dem oberen Gastrointestinaltrakt bezogen werden. Diese Symptome können in den retrosternalen Bereich einstrahlen.

Ursachen

Zur Abklärung dyspeptischer Symptome werden neben Anamnese und klinischer Untersuchung zwei verschiedene Arten apparativer diagnostischer Maßnahmen herangezogen.

Organische Ursachen

Mit morphologischen Verfahren wie Endoskopie und Oberbauchsonographie werden makroskopische Läsionen gesucht, welche die Beschwerden erklären. Patienten mit solchen Befunden werden im folgenden nur am Rande behandelt.

Funktionelle Ursachen

Bei Patienten ohne makroskopische Läsionen, welche die Symptome erklären, sprechen wir von 'funktioneller Dyspepsie'. Patienten mit funktioneller Dyspepsie galten noch vor 20 Jahren als Kranke ohne nachweisbare Störungen. Oft wurden ihre Symptome als Einbildung abgetan. Die Erkennung von Funktionsstörungen im Gastrointestinaltrakt war nur selten möglich. Mit der Verbesserung der Funktionsdiagnostik wird die Gruppe der Patienten mit funktioneller Dyspepsie und mit einer erkennbaren Funktionsstörung immer größer. Die Funktionsstörungen betreffen vorwiegend die gastrointestinale Motilität. Solche Störungen können Beschwerden verursachen (7–10).

Für den praktischen Gebrauch schlagen wir vor, die Diagnose funktionelle Dyspepsie dann zu stellen, wenn die häufigsten organischen Ursachen mit den entsprechenden Untersuchungsmethoden ausgeschlossen worden sind. Im Regelfall sind für diesen Ausschluß eine sorgfältige Anamnese, eine klinische Untersuchung, einfache Laboruntersuchungen sowie abdominale Sonographie und Oesophago-gastroduodenoskopie notwendig (näheres s. S. 90). Es handelt sich demnach im Regelfall um eine Ausschlußdiagnose.

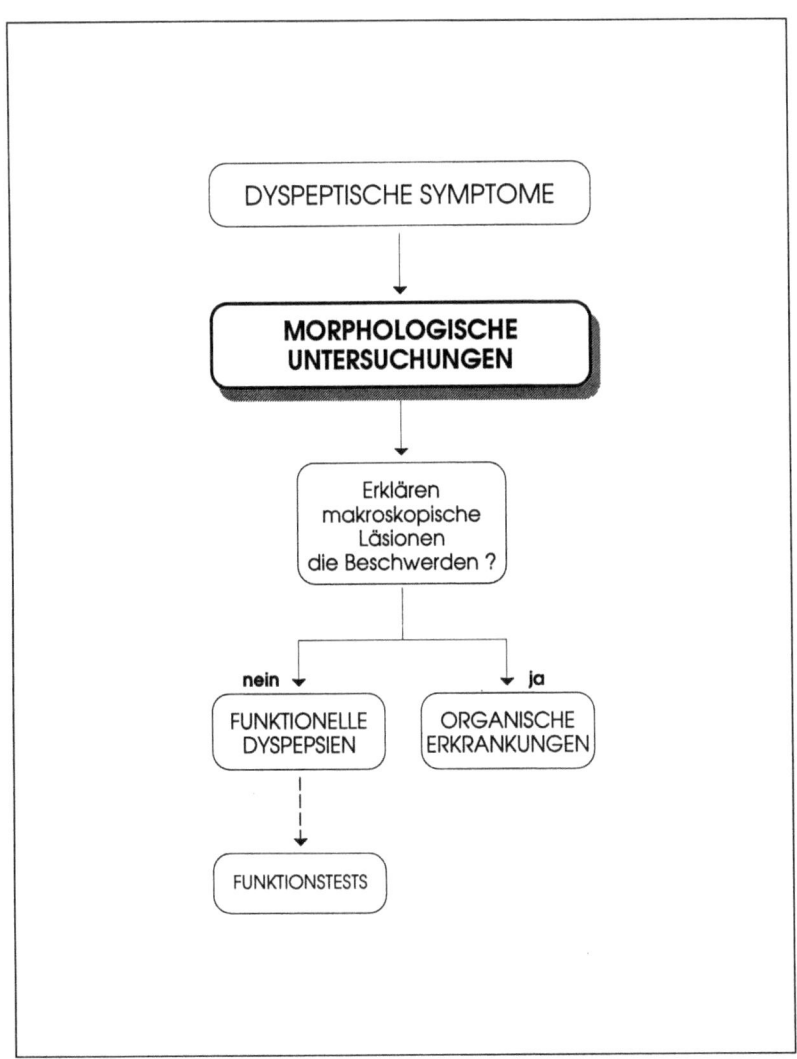

Abb. 1.3: Prinzip der Abklärung dyspeptischer Symptome

Andere mögliche Ursachen

Eine Helicobacter-pylori-induzierte Gastrtitis ist bei bestimmten Patienten eine weitere mögliche Ursache der Beschwerden (11). Wir sind uns bewußt, daß bei Dyspepsiepatienten mit Gastritis Klassifikationsschwierigkeiten bestehen. Die Gastritis ist eine morphologisch gut definierte Erkrankung. Da sie makroskopisch nicht oder nur schwierig erkannt werden kann und wahrscheinlich im Regelfall nich direkt für die dyspeptischen Beschwerden verantwortlich ist (s. Abb. 2.3), zählen wir den Dyspepsietyp mit Helicobacter pylori der Gruppe der funktionellen Dyspepsien zu.

Psychische Probleme sind bei einer großen Anzahl von Dyspepsie-Patienten feststellbar (12). Es läßt sich jedoch nicht bestimmen, ob die psychischen Probleme Ursache, Folge oder Begleiterkrankung der gastrointestinalen Beschwerden sind (13, 14). Die folgende Beobachtung spricht für eine ursächliche Bedeutung der Psyche bei funktioneller Dyspepsie: Patienten mit dyspeptischen Symptomen klagen oft auch über Beschwerden, die nicht im Gastrointestinaltrakt lokalisiert sind, wie beispielsweise Schmerzen des Bewegungsapparates (15).

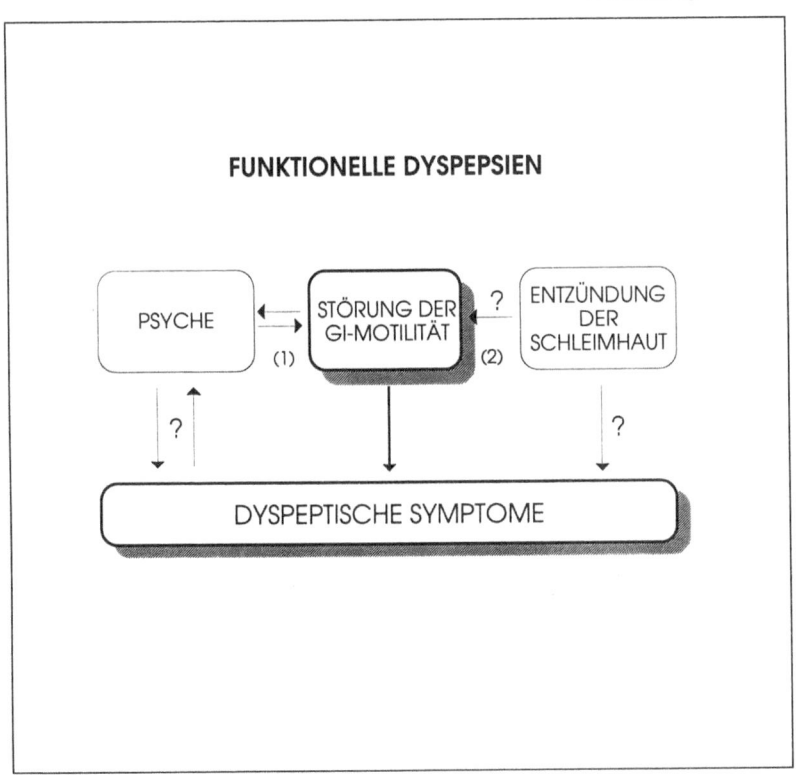

Abb. 2.3: Pathophysiologie der funktionellen Dyspepsien
(*1*) s. Kap. 4, S. 30; (*2*) s. Kap. 7, S. 72

Klassifikation

Zahlreiche Begriffe werden für den Ausdruck 'funktionelle Dyspepsie' verwendet. Dies schafft eine große Verwirrung. Begriffe wie Gastritis, Hyperazidität, Reizmagen und viele andere sind als Synonyma heute obsolet. Die Gastritis ist ein histologischer Befund und liegt längst nicht bei allen Patienten vor (16). Zudem verursacht eine vorliegende Gastritis oft keine Symptome. Eine erhöhte Säuresekretion besteht in der Regel nicht (17). Der Begriff Reizmagen lenkt die Aufmerksamkeit zu Unrecht ausschließlich auf den Magen.

Bei dyspeptischen Patienten finden sich unterschiedliche Beschwerdebilder (18). Wir unterscheiden aufgrund der Hauptsymptome fünf Dyspepsie-Typen (19):

1. Reflux-Typ

2. Ulkus-Typ

3. Magenstase-Typ

4. Biliär-Typ

5. Misch-Typ

Jeder Dyspepsie-Typ wird auf eine anatomische Region projiziert:

Der Reflux-Typ entspricht dem gastrooesophagealen Verschlußbereich und dem distalen Oesophagus, der Ulkus-Typ dem Magen, der Magenstase-Typ dem gastroduodenalen Bereich und der Biliär-Typ den Gallenwegen. Dem Misch-Typ entsprechen mehrere, evtl. alle vier Regionen.

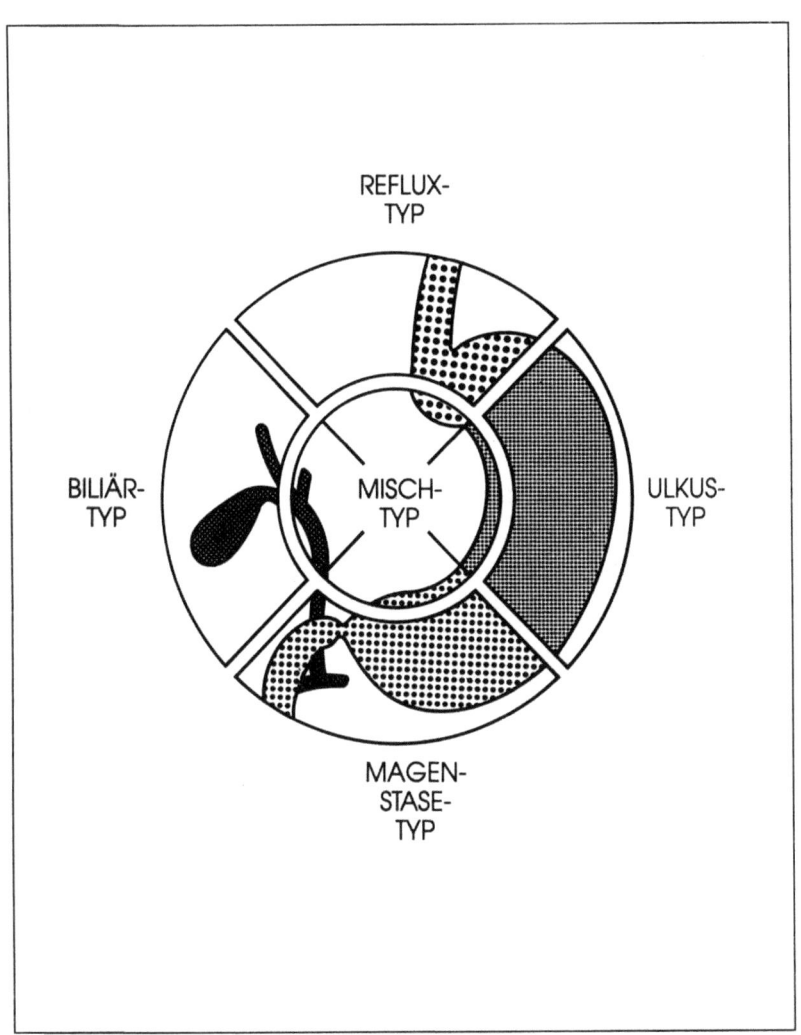

Abb. 2.4: Klassifikation der funktionellen Dyspepsien

Ist die Klassifikation sinnvoll?

Es wird vermutet, daß bei der funktionellen Dyspepsie der gesamte obere Gastrointestinaltrakt betroffen ist (20, 21). Einzelne Symptome entsprechen nicht einer einzigen pathophysiologischen Störung, und eine Störung kann mehrere Symptome verursachen (22, 23). Dieser Umstand wird in Abbildung 2.5 illustriert.

Die Klassifikation der Dyspepsien nach Hauptsymptomen verfolgt nicht das Ziel, pathogenetische Mechanismen und Krankheitsursachen zu erkennen (24). Ist diese Klassifikation trotzdem sinnvoll? Die Zuordnung jedes der fünf Beschwerdebilder auf eine anatomische Region ist eine Hilfe für das weitere diagnostische und therapeutische Vorgehen. Diese Einteilung ist deshalb nur Mittel zum Zweck. Wünschenswert wäre eine Klassifikation aufgrund der pathophysiologischen Vorgänge und der kausalen Therapieprinzipien (25). Nach dem heutigen Wissensstand ist dies jedoch nicht möglich (26).

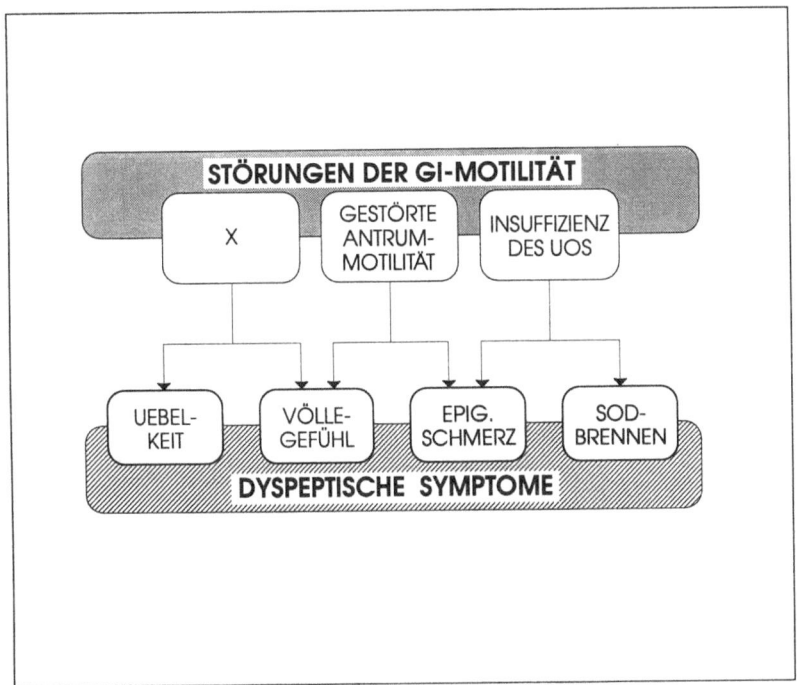

Abb. 2.5: Rolle der gastrointestinalen Motilitätsstörungen bei der Verursachung dyspeptischer Symptome, geprüft am Beispiel der Refluxbeschwerden
X: Unbekannte Funktionsstörung, UOS: Unterer Oesophagus-Sphinkter

Epidemiologie

Dyspeptische Beschwerden treten bei einem Drittel der Bevölkerung auf. Jeder dritte Betroffene konsultiert deswegen einen Arzt (27, 28). Frauen und Männer leiden gleich häufig an Dyspepsie. Frauen gehen jedoch häufiger zum Arzt als Männer (29). Die Gründe für diesen Unterschied sind unbekannt.

Funktionelle Dyspepsien rezidivieren oft über Jahre, unabhängig von der Art der Therapie (30). Nur ein Drittel der Patienten wird schließlich wieder völlig beschwerdefrei (31, 32).

Die sozioökonomischen Folgen der funktionellen Dyspepsien sind wegen des durch diese Erkrankungen bedingten Arbeitsausfalles beträchtlich (33, 34). Trotz des gutartigen Charakters und der normalen Lebenserwartung sind die funktionellen Dyspepsien deshalb ein wichtiges medizinisches und soziales Problem.

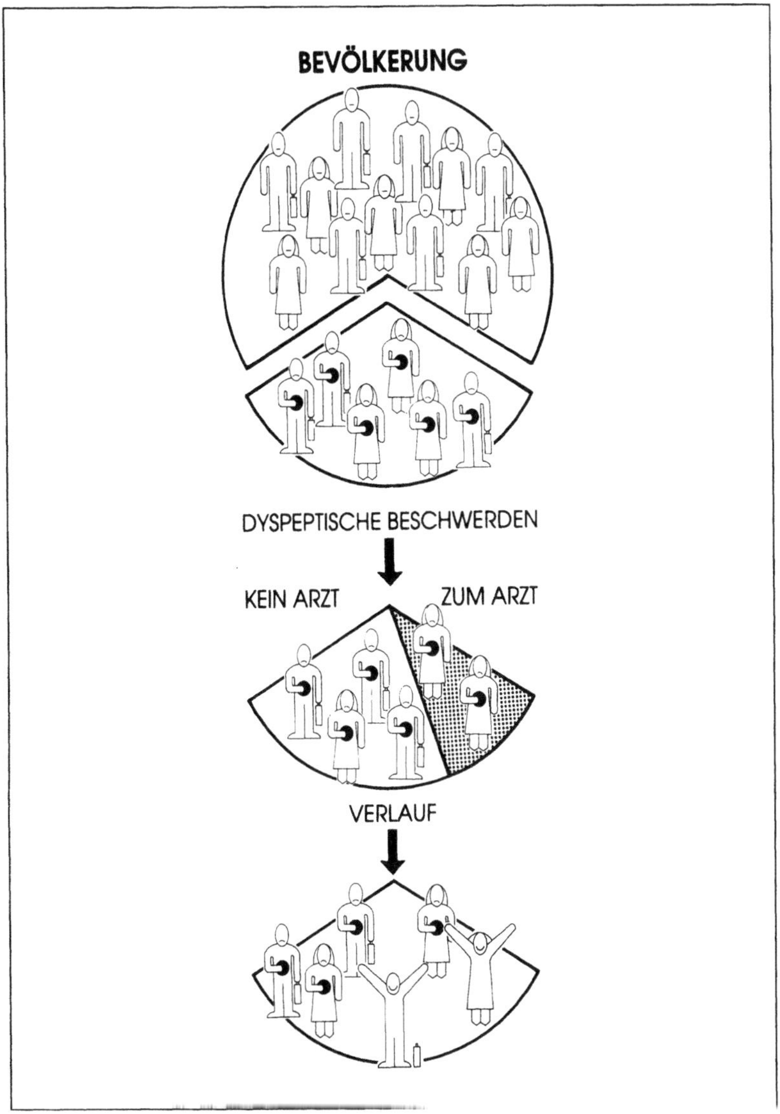

Abb. 2.6: Epidemiologie der Dyspepsie

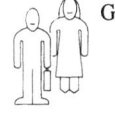 Gesunde 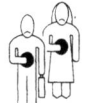 Dyspeptiker 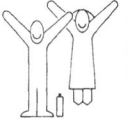 Asymptomatisch gewordene Dyspeptiker

Literatur

Ausgewählte Arbeiten von besonderem Interesse

Talley NJ, Phillips SF (1988) Non-ulcer dyspepsia: potential causes and pathophysiology. Ann Intern Med 108: 865–879.
Übersichtsarbeit; die kontroversen Untersuchungen zur Pathophysiologie der funktionellen Dyspepsien werden gewichtet. 268 zitierte Arbeiten.

Bassotti G, Pelli MA, Morelli A (1990) Duodenojejunal motor activity in patients with chronic dyspeptic symptoms. J Clin Gastroenterol 12: 17–21.
Manometrische Untersuchung; die Dünndarmmotilität der Patienten mit funktioneller Dyspepsie ist oft - aber nicht immer - pathologisch. 21 zitierte Arbeiten.

Jones RH, Lydeard S, Hobbs F, Kenkre J, Williams E, Jones S, Repper J, Caldow J, Dunwoodie W, Bottomley J (1990) Dyspepsia in England and Scotland. Gut 31: 401–405.
Prävalenzstudie zur Dyspepsie; Frauen, jüngere Betroffene und Angehörige der unteren sozialen Stufen konsultieren wegen dyspeptischer Beschwerden eher einen Arzt. 22 zitierte Arbeiten.

Zitierte Arbeiten

1. Barbara L, Camilleri M, Corinaldesi R, Crean GP, Heading RC, Johnson AG, Malagelada JR, Stanghellini V, Wienbeck M (1989) Definition and investigation of dyspepsia. Consensus of an international ad hoc working party. Dig Dis Sci 34:1272–1276.
2. Gustavsson S, Bates S, Adami HO, Loof L, Nyren O. Dyspepsia (1985) Definition and discussion of nomenclature. Scand J Gastroenterol [Suppl] 109P:11-3.
3. Horrocks JC, de Dombal FT (1978) Clinical presentation of patients with dyspepsia. Detailed symptomatic study of 360 patients. Gut 19:19–26.
4. Kaess H, Kellermann M, Castro A (1988) Food intolerance in duodenal ulcer patients, non ulcer dyspeptic patients and healthy subjects. A prospective study. Klin Wochenschr 66:208–211.
5. Talley NJ, Phillips SF, Melton LJ, Mulvihill C, Wiltgen C, Zinsmeister AR (1990) Diagnostic value of the Manning criteria in irritable bowel syndrome. Gut 31:77–81.
6. Talley NJ, Phillips SF, Melton LJ, Wiltgen C, Zinsmeister AR (1989) A patient questionnaire to identify bowel disease. Ann Intern Med 111:671-674.
7. Kellow JE, Phillips SF (1987) Altered small bowel motility in irritable bowel syndrome is correlated with symptoms. Gastroenterology 92:1885–1893.
8. Kerlin P (1989) Postprandial antral hypomotility in patients with idiopathic nausea and vomiting. Gut 30:54–59.

9. Bassotti G, Pelli MA, Morelli A (1990) Duodenojejunal motor activity in patients with chronic dyspeptic symptoms. J Clin Gastroenterol 12:17–21.
10. Wegener M, Börsch G, Schaffstein J, Reuter C, Leverkus F (1989) Frequency of idiopathic gastric stasis and intestinal transit disorders in essential dyspepsia. J Clin Gastroenterol 11:163–168.
11. Colin-Jones DG (1989) Campylobacter pylori. An advance in understanding of dyspepsia and gastritis. J Clin Gastroenterol 11 [Suppl] 1P S39–42
12. Magni G, Di Mario F, Bernasconi G, Mastropaolo G (1987) DSM-III diagnoses associated with dyspepsia of unknown cause. Am J Psychiatry 144:1222–1223.
13. Talley NJ, Phillips SF, Bruce B, Twomey CK, Zinsmeister AR, Melton LJ (1990) Relation among personality and symptoms in nonulcer dyspepsia and the irritable bowel syndrome. Gastroenterology 99:327–333.
14. Sjodin I, Svedlund J (1985) Psychological aspects of non-ulcer dyspepsia: a psychosomatic view focusing on a comparison between the irritable bowel syndrome and peptic ulcer disease. Scand J Gastroenterol [Suppl] 109P 51–8
15. Talley NJ, Phillips SF, Bruce b, Zinsmeister AR, Wiltgen C, Melton LJ (1991) Multisystem complaints in patients with the irritable bowel syndrome and functional dyspepsia. European Journal of Gastroenterology & Hepatology 3:71–77.
16. Jonsson KA, Gotthard R, Bodemar G, Brodin U (1989) The clinical relevance of endoscopic and histologic inflammation of gastrodudenal mucosa in dyspepsia of unknown origin. Scand J Gastroenterol 24:385–395.
17. Collen MJ, Loebenberg MJ (1989) Basal gastric acid secretion in nonulcer dyspepsia with or without duodenitis. Dig Dis Sci 34:246–250.
18. Colin-Jones DG, Bloom B, Bodemar G, Crean G, Freston J, Gugler R, Malagelada J, Nyren O, Petersen H, Piper D (1988) Management of dyspepsia: report of a working party. Lancet 1:576-579.
19. Schnegg JF, Armstrong D, Guyot J, Gonvers JJ, Blum AL (1990) Troubles fonctionnels gastro-intestinaux: utilité de l'approche physiopathologique. 1. Introduction, douleurs thoraciques et dyspepsie. Médecine Hygiéne 48:225–232.
20. Moriarty LJ, Dawson AM (1982) Functional abdominal pain: further evidence that whole gut is affected. BMJ 284:1670–1673.
21. Talley NJ, Piper DW (1985) The association between non-ulcer dyspepsia and other gastrointestinal disorders. Scand J Gastroenterol 20: 896–900.
22. Waldron B, Cullen PT, Smith D, Kumar R, Campbell FC (1990) Symptoms and function in non-ulcer dyspepsia (NUD): a hypothesis rejected. Gut 31:A1185. (Abstract)
23. Talley NJ, Shuter B, McCrudden G, Jones M, Hoschl R, Piper DW (1989) Lack of association between gastric emptying of solids and symptoms in nonulcer dyspepsia. J Clin Gastroenterol 11:625–630.
24. Drossman DA, Thompson WG, Talley NJ, Funch-Jensen P, Janssens J, Whitehead WE (1990) Identification of sub-groups of functional gastrointestinal disorders. Gastroenterology Intl 3:159–172.
25. Read NW (1990) Functional gastrointestinal disorders: building castles in the air. Gastroenterology Intl 3:182–183.
26. Phillips SF (1990) Functional bowel Disorders - should we lump or split? Gastroenterology Intl 3:193–194.
27. Jones R, Lydeard S (1989) Prevalence of symptoms of dyspepsia in the community. BMJ 298:30–32.

28. Jones RH, Lydeard SE, Hobbs FD, Kenkre JE, Williams EI, Jones SJ, Repper JA, Caldow JL, Dunwoodie WM, Bottomley JM (1990) Dyspepsia in England and Scotland. Gut; 31:401–405.
29. Talley NJ, Phillips SF, Zinsmeister AR, Melton LJ (1990) Prevalence of functional bowel disease: a random community survey. Gastroenterology 98:A396. (Abstract)
30. Talley NJ, McNeil D, Hayden A, Colreavy C, Piper DW (1987) Prognosis of chronic unexplained dyspepsia. A prospective study of potential predictor variables in patients with endoscopically diagnosed nonulcer dyspepsia. Gastroenterology 92: 1060–1066.
31. Sloth H, Jørgensen LS (1989) Predictors for the course of chronic non-organic upper abdominal pain. Scand J Gastroenterol 24:440–444.
32. Bleijenberg G, Fennis JFM (1989) Anamnestic and psychological features in diagnosis and prognosis of functional abdominal complaints: a prospective study. Gut 30:1076–1081.
33. Nyren O, Adami HO, Gustavsson S, Loof L, Nyberg A (1985) Social and economic effects of non-ulcer dyspepsia. Scand J Gastroenterol [Suppl] 1985; 109P 41-7.
34. Nyren O, Adami HO, Gustavsson S, Loof L (1986) Excess sick-listing in nonulcer dyspepsia. J Clin Gastroenterol 8:339–345.

3 Fallvorstellungen

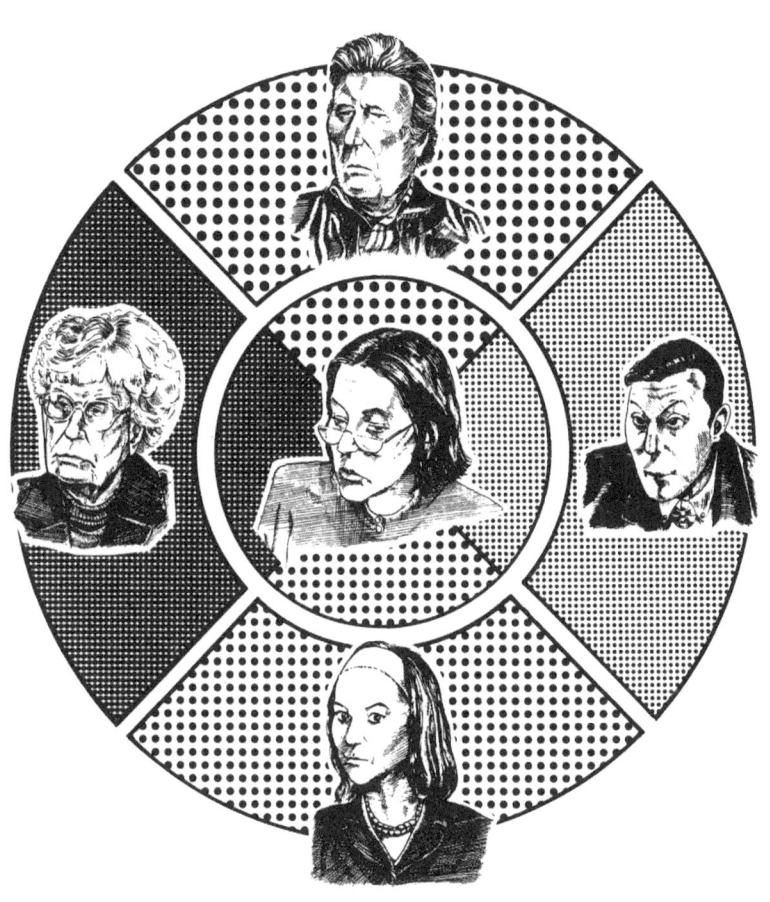

Reflux-Typ

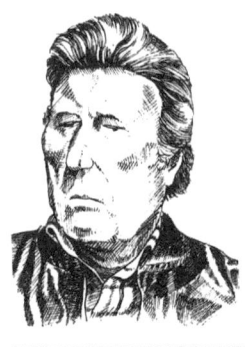
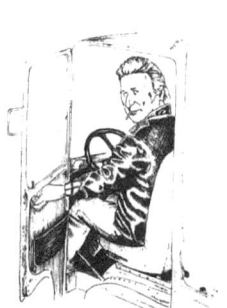

Herr Simon Saurer
45 Jahre
Lastwagenfahrer

Hauptsymptome	Postprandiales retrosternales Brennen Saures Aufstoßen
Weitere Symptome	Epigastrischer Schmerz
Verlauf	Beginn vor 4 Jahren Mehrere Male pro Woche Dauer etwa eine halbe Stunde Antazida seit 3 Wochen nicht mehr wirksam
Unterer GI-Trakt	Keine Stuhlunregelmäßigkeiten
Bisherige Abklärungen	Keine
Sonstige Anamnese	5 kg zugenommen Fettintoleranz
Gewohnheiten	Raucht 1 Päckchen Zigaretten/Tag
Genussmittel	2-3 Tassen Kaffee/Tag 0,5 l Wein/Tag 2-3 Schnäpse/Tag
Medikamente	Keine
Psychosozial	Deutscher Verheiratet, 3 Kinder Lohn 4200.- 4-Zimmer-Wohnung Kartenspiel, Garten
Untersuchung	Übergewicht

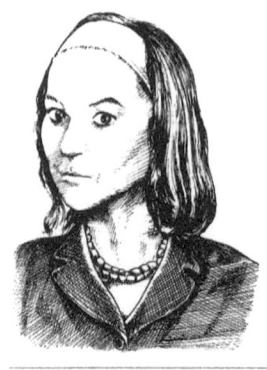
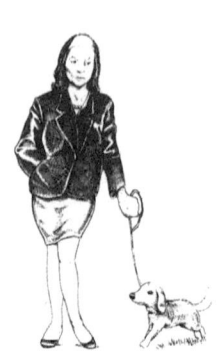

Magenstase-Typ

Fräulein Elvira Eisenstein
29 Jahre
Sekretärin

Hauptsymptome	Vorzeitiges Sättigungsgefühl Übelkeit Postprandiales Völlegefühl Blähungen
Verlauf	Beginn vor 3 Jahren Dauer der Beschwerden 3-4 Stunden Nie völlig beschwerdefrei Keine Besserung durch Diät
Unterer GI-Trakt	Keine Stuhlunregelmäßigkeiten
Bisherige Abklärungen	Keine
Sonstige Anamnese	Unauffällig Kein Gewichtsverlust
Genußmittel	1 Päckchen Zigaretten/Tag 3-4 Tassen Tee/Tag
Medikamente	Pille
Psychosozial	Keine Probleme Tschechin Ledig, Freund Immobilienfirma, Gehalt 4100.- 3-Zimmer-Wohnung Hund, Kino, Urlaub
Untersuchung	Unauffällig

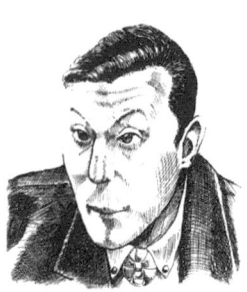

Ulkus-Typ

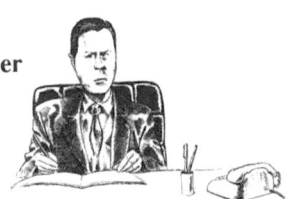

Herr Gustav Grimmer
36 Jahre
Kaufmann
im Modehandel

Hauptsymptom	Epigastrischer Nüchternschmerz
Weitere Symptome	Appetitlosigkeit
Verlauf	Beginn vor 2 Monaten
	Dauer der Schmerzen mehrere Stunden
	Besserung durch Essen und Getränke
	Nie vollständig beschwerdefrei
	Bei Schlaflosigkeit Schmerzen auch nachts
Unterer GI-Trakt	Keine Stuhlunregelmäßigkeiten
Bisherige Abklärungen	Keine
Sonstige Anamnese	Unauffällig, kein Gewichtsverlust
Genußmittel	Ein halbes Päckchen Zigaretten/Tag
	4 Tassen Kaffee/Tag
	1-3 Schnäpse + 2 Glas Wein/Tag
Medikamente	Aspirin, Nitrazepam
Psychosozial	Abteilungschef Warenhaus, Gehalt 9000.-
	Starke Beeinträchtigung
	der Arbeit durch Symptome
	Ledig, Freundin
	5-Zimmer-Wohnung
	Tennis, Kriminalromane
Untersuchung	Gespannt, agressiv
	Karzinophobie
	Epigastrische Druckempfindlichkeit

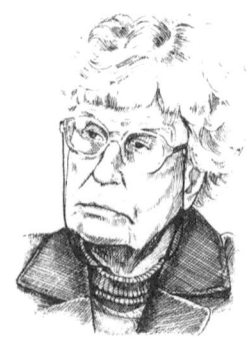

Biliär-Typ

Frau Bettina Biliardi
62 Jahre
Hausfrau

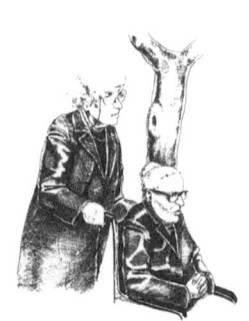

Hauptsymptom	Schmerzschübe im rechten Oberbauch
Weitere Symptome	Übelkeit
Verlauf	Beginn vor etwa 5 Jahren Sporadische postprandiale Attacken bisher einmal/Monat Dauer der Beschwerden 2-3 Stunden Weniger ausgeprägt bei fettarmer Diät Zunahme der Häufigkeit und Intensität der Attacken in den letzten Wochen
Unterer GI-Trakt	Keine Stuhlunregelmäßigkeiten
Bisherige Abklärungen	Sonographie des Abdomens normal
Sonstige Anamnese	Keine Operationen 3 Schwangerschaften Kein Gewichtsverlust
Genußmittel	5-6 Tassen Kaffee + Tee/Tag
Medikamente	Keine
Psychosozial	Tessinerin, Witwe Pflegt behinderte Schwester Rente 2500.- 4-Zimmer-Wohnung
Untersuchung	Ruhig, ausgeglichen Druckempfindlichkeit des rechten Oberbauches

Misch-Typ

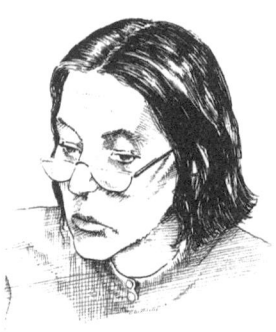
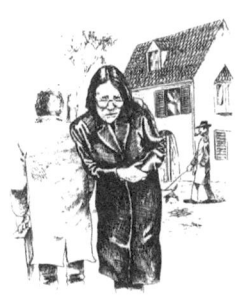

Frau Michaela Mischler
39 Jahre
Leitende Mitarbeiterin, Verlag

Hauptsymptom	Keines
Symptome	Epigastrische u. linksseitige Oberbauchschmerzen Sodbrennen, Aufstoßen, postprandiales Völlegefühl Übelkeit mit Fett-Unverträglichkeit Blähungen, Schlaflosigkeit, Müdigkeit Rückenschmerzen, Kopfschmerzen
Verlauf	Beginn vor 2 Jahren Schubdauer 1-2 Tage, Schubhäufigkeit 3–4mal/Monat Zwischen Schüben keine abdominale Schmerzen Keine Besserung durch Spasmolytika
Unterer GI-Trakt	Keine Stuhlunregelmäßigkeiten
Bisherige Abklärungen	Neurologische und radiologische Abklärungen der Kopf- und Rückenschmerzen: keine pathologischen Befunde
Sonstige Anamnese	2 Schwangerschaften, kein Gewichtsverlust
Genußmittel	1-2 Tassen Kaffee o. Tee/Tag, Alkohol gelegentl.
Medikamente	Keine
Psychosozial	Wenig soziale Kontakte Geschieden, 2 Kinder (8 + 11 Jahre) Verlagshaus, Gehalt 5500.- 3,5-Zimmer-Wohnung, Kein Hobby
Untersuchung	Psychisch: depressiv Körperliche Untersuchung unauffällig

4 Allgemeine Aspekte der Pathophysiologie von Dyspepsien

Einleitung

Bei Patienten mit funktionellen Dyspepsien finden sich keine makroskopisch sichtbaren Läsionen. Zwei Arten von pathologischen Befunden können erhoben werden:

Einerseits finden sich häufig Funktionsstörungen der oberen gastrointestinalen Motilität (1). Es kann sich dabei um die Ursache der Beschwerden, um Folgen der Schmerzen oder nur um eine irrelevante Begleitstörung handeln. Diese Funktionsstörungen lassen sich durch Funktionstests objektivieren, wie dies in den Kap. 9, S. 91, Kap. 10, S. 100 und Kap. 11, S. 108 besprochen wird.

In anderen Fällen ist eine Helicobacter-Gastritis d. h. eine makroskopisch nicht erkennbare Entzündung der Magenschleimhaut die mögliche Ursache der dyspeptischen Beschwerden (2). Diese Möglichkeit wird in den Kap. 7, S. 70 und Kap. 12, S. 116 besprochen.

4 Allgemeine Aspekte der Pathophysiologie von Dyspepsien

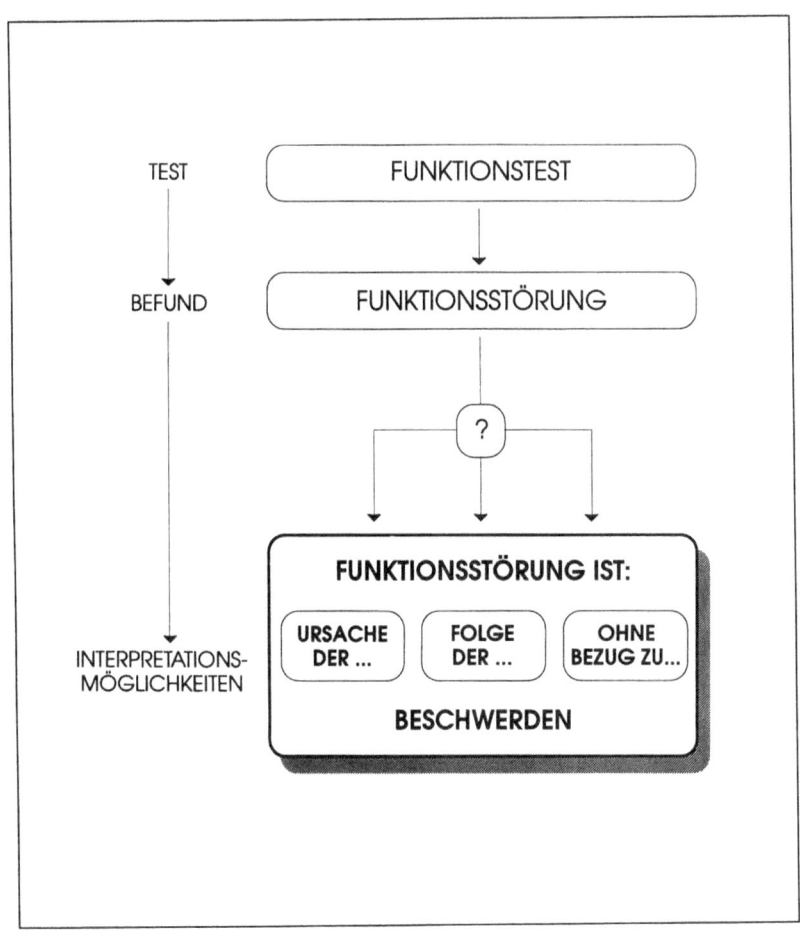

Abb. 4.1: Schwierigkeiten bei der Interpretation von Funktionstests

Psychische Faktoren

Sind funktionelle Dyspepsien psychosomatische Erkrankungen (3)? Verschiedene Argumente sprechen für eine psychische Ätiologie der Funktionsstörungen:

Psychische Probleme sind bei Patienten mit funktionellen gastrointestinalen Erkrankungen häufiger vorhanden als bei Patienten mit organischen Krankheiten (4, 5). Im Laboratorium läßt sich nachweisen, daß Streß die gastrointestinale Motilität stört (6–10). Die Fähigkeit Konflikte zu lösen und Schmerzen zu ertragen, ist bei Patienten mit funktionellen Erkrankungen vermindert (11–14). Der dadurch bedingte erhöhte Leidensdruck beeinflußt den Verlauf der Erkrankung ungünstig (15). Diese Patienten gehen vermehrt zum Arzt. Trotz der großen Häufigkeit von dyspeptischen Beschwerden in der Bevölkerung gehen nämlich vorwiegend solche Betroffene zum Arzt, welche wegen der Beschwerden Angst von einer schweren Krankheit haben (16). Die Patienten mit funktioneller Dyspepsie klagen auch oft über zahlreiche andere funktionelle Beschwerden, beispielsweise im Bereich des Urogenitaltrakts (17) und des Bewegungsapparates (18–20). Hinweise auf die Bedeutung der psychischen Faktoren geben zudem die beobachteten Behandlungserfolge mit Verhaltenstherapie (21) und Hypnose (22).

Beweise für den psychischen Ursprung der funktionellen Dyspepsien haben sich jedoch bisher nicht erbringen lassen. Die Rolle der psychischen Faktoren sollte nicht überbewertet werden, da sich psychische Störungen nicht bei allen Dyspepsiepatienten nachweisen lassen.

4 Allgemeine Aspekte der Pathophysiologie von Dyspepsien 31

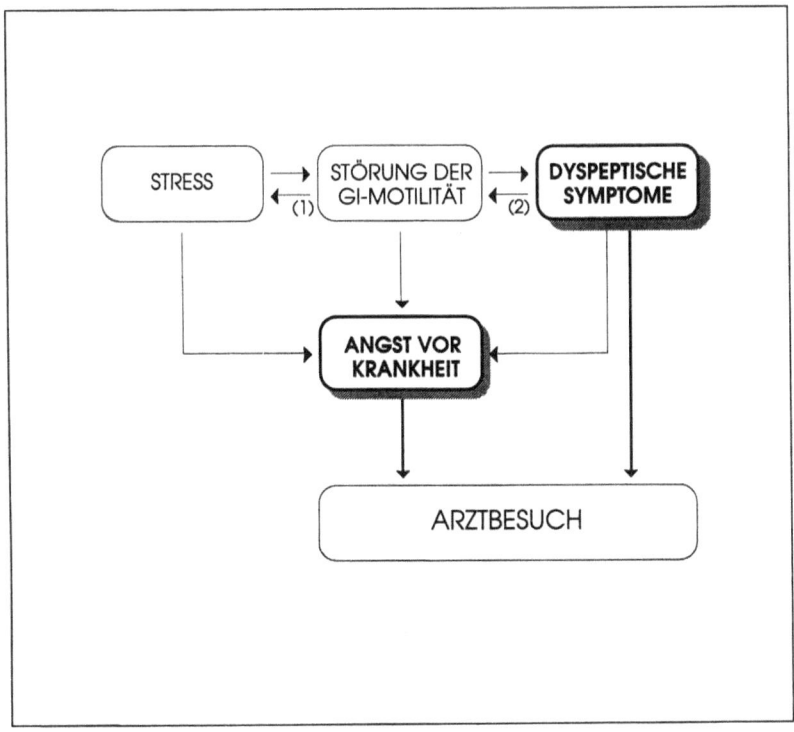

Abb. 4.2: Beziehungen von dyspeptischen Symptomen, Störungen der gastrointestinalen Motilität und psychischen Faktoren
(*1*) Eine Funktionsstörung kann Streßreaktionen verstärken. (*2*) Dyspeptische Symptome können eine Funktionsstörung verstärken

Neurale Faktoren

Neurale Mechanismen können auch ohne Einfluß psychischer Faktoren Motilitätsstörungen verursachen. Für eine neurale Ursache vieler Motilitätstörungen von Patienten mit funktioneller Dyspepsie spricht die Tatsache, daß häufig verschiedene Abschnitte des Verdauungstraktes gleichzeitig betroffen sind.

Die neurale Steuerung der Motilität geschieht auf zwei Ebenen:

- Das enterale Nervensystem (ENS), das aus den Plexus in der Magen-Darm-Wand besteht, steuert die Bewegungsabläufe.
- Das außerhalb des Verdauungstraktes liegende zentrale (ZNS) und das autonome Nervensystem (ANS) hat eine übergeordnete Regelfunktion.

Störung des zentralen und des autonomen Nervensystems

Eine Störung im zentralen oder autonomen Nervensystem kann auf zwei Arten mit der gastrointestinalen Motilität verknüpft sein:

- Einerseits beeinträchtigt eine Störung der Afferenzen die Wahrnehmung von physiologischen motorischen Vorgängen im Verdauungstrakt.
- Andererseits werden über die Efferenzen gastrointestinale Motilitätsstörungen verursacht (23–25).

4 Allgemeine Aspekte der Pathophysiologie von Dyspepsien

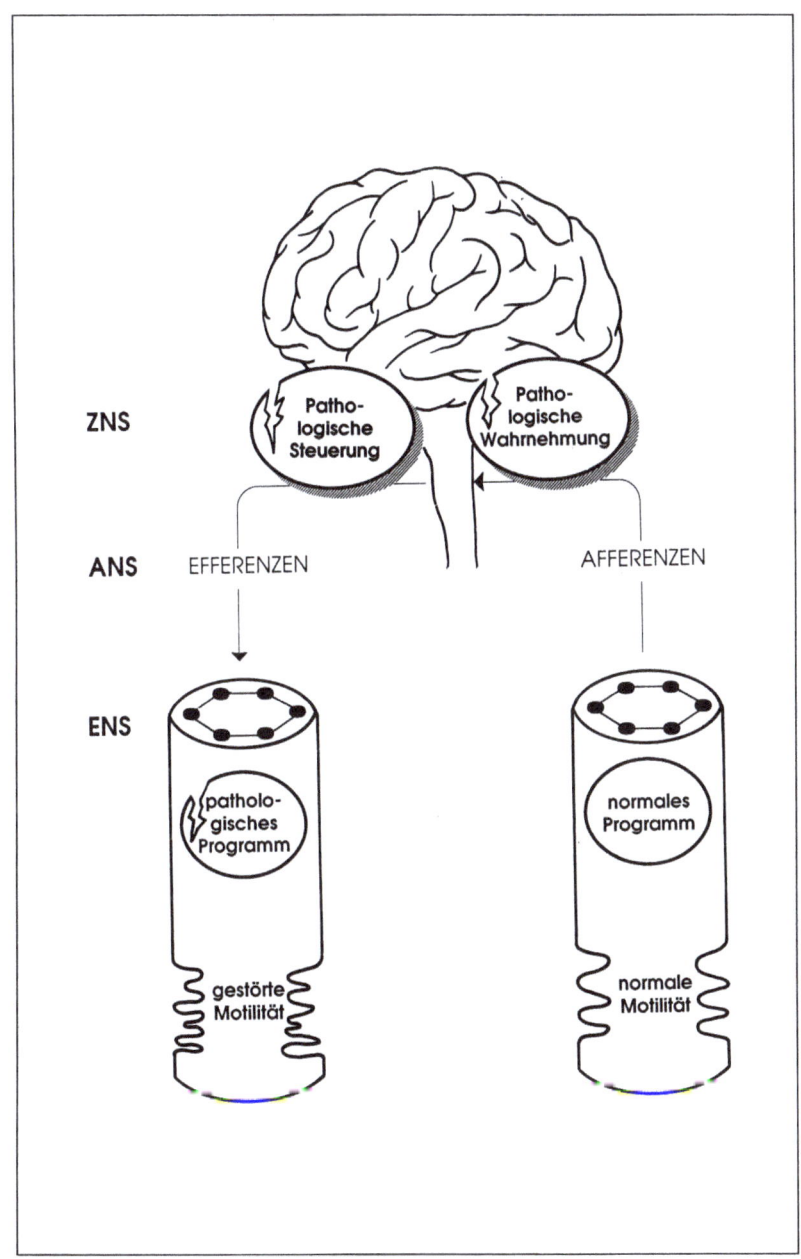

Abb. 4.3: Pathologische neurale Mechanismen als Ursachen einer funktionellen Dys-pepsie

Enterales Nervensystem

Es ist denkbar, daß die Motilitätstörungen auch durch eine rein periphere Störung des enteralen Nervensystems entstehen (26). In der Vergangenheit sind die Nervenplexus einfach als Vernetzungen von parasympathischen Ganglien und postganglionären autonomen Fasern in der Magen- und Darmwand beschrieben worden. Die Annahme, daß die Plexus nur zentralnervöse Impulse übertragen, ist überholt. Es ist erkannt worden, daß in den Plexus Programme für die Bewegungsabläufe gespeichert werden. Lokale und zentrale Reize steuern diese Programme (27). Der Ausdruck „enterales Nervensystem" trägt der Autonomie und Kompliziertheit dieses Netzwerkes von Neuronen in der Darmwand Rechnung.

Interdigestiver migrierender Motorkomplex

Der sogenannte „interdigestive migrierende Motorkomplex" ist ein Beispiel eines Motilitätsprogramms des enteralen Nervensystems (28):

Es handelt sich dabei um eine zyklische motorische Aktivität des Verdauungstraktes im Nüchternzustand. Wiederholte Kontraktionen wandern gruppenweise innerhalb von etwa 90 Minuten vom unteren Oesophagus bis zum terminalen Ileum. Anschließend beginnt der Vorgang von neuem. Eine Aufgabe dieser Kontraktionen ist der Abtransport von unverdaubaren Nahrungsteilen und von Bakterien aus dem Magen- und Darmlumen.

4 Allgemeine Aspekte der Pathophysiologie von Dyspepsien

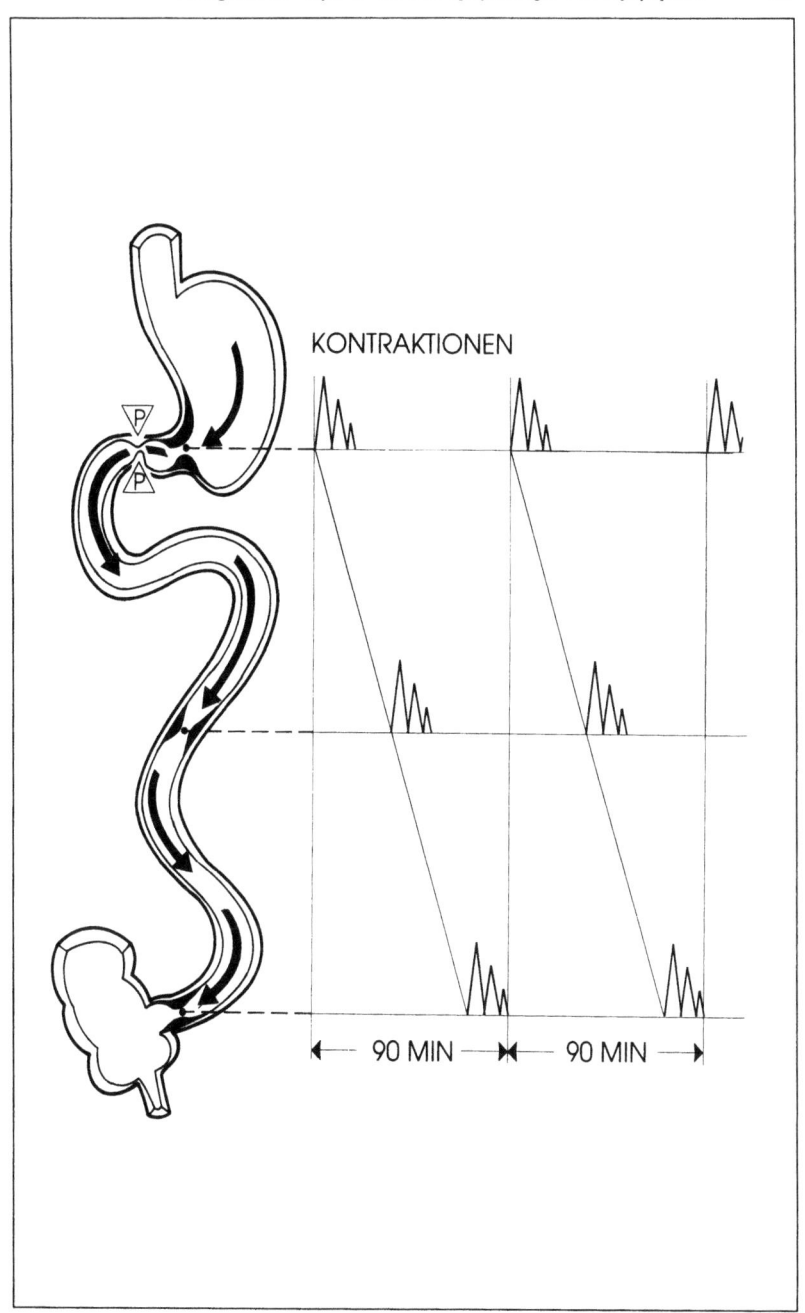

Abb. 4.4: Interdigestiver migrierender Motorkomplex
P Pylorus

Interpretation von Motilitätsstörungen

Störungen des interdigestiven migrierenden Motorkomplexes (29, 30) und andere Motilitätsstörungen wie die verzögerte Magenentleerung (31) können mit objektiven Meßmethoden untersucht werden. Dabei bleibt jedoch ungeklärt, ob sich die Ursachen dieser Störungen im enteralen Nervensystem oder im übergeordneten zentralen oder autonomen Nervensystem befinden.

Myogene Faktoren

Neben den neuralen Mechanismen kommen theoretisch auch Erkrankungen der glatten Muskulatur als Ursache von Motilitätsstörungen in Frage. Bei funktioneller Dyspepsie finden sich zur Zeit hierfür keine Anhaltspunkte.

Offene Fragen

Das Verständnis und die klinische Bedeutung von Motilitätsstörungen werden hauptsächlich durch zwei Probleme behindert:
- Der Ablauf normaler Funktionen unterliegt großen Schwankungen. Die eindeutige Definition von Störungen ist daher erschwert.
- Zudem sind die Ursachen von Motilitätsstörungen zur Zeit weitgehend unbekannt.

Erst durch das bessere Verständnis der normalen Motilität und der Ursachen von Motilitätsstörungen wird es möglich sein, neue und besser wirksame Therapien zu entwickeln.

# Literatur

Ausgewählte Arbeiten von besonderem Interesse

Lydeard S, Jones R (1989) Factors affecting the decision to consult with dyspepsia: comparison of consulters and non-consulters. J R Coll Gen Pract 39:495–498.
 Studie über den psychologischen Hintergrund der Patienten, die wegen dyspeptischer Beschwerden einen Arzt konsultieren. Die Angst vor einer schweren Krankheit spielt dabei eine wichtige Rolle. 35 zitierte Arbeiten.
Camilleri M, Neri M (1989) Motility Disorders and Stress. Dig Dis Sci 34:1777–1786.
 Übersichtsarbeit über den Zusammenhang zwischen Stress und gastrointestinaler Motilität. 62 zitierte Arbeiten.

Zitierte Arbeiten

1. Bassotti G, Pelli MA, Morelli A (1990) Duodenojejunal motor activity in patients with chronic dyspeptic symptoms. J Clin Gastroenterol 12:17–21.
2. Shallcross TM, Rathbone BJ, Heatley RV (1989) Campylobacter Pylori and non-ulcer dyspepsia. In: Rathbone BJ, Heatley RV., eds. Campylobacter pylori and Gastrointestinal Disease. Blackwell, Oxford: pp 155–166.
3. Sjödin I, Svedlund J (1985) Psychological aspects of non-ulcer dyspepsia: a psychosomatic view focusing on a comparison between the irritable bowel syndrome and peptic ulcer disease. Scand J Gastroenterol [Suppl] 109P 51–58.
4. Langeluddecke P, Goulston K, Tennant C (1990) Psychological factors in dyspepsia of unknown cause: a comparison with peptic ulcer disease. J Psychosom Res 34: 215–222.
5. Wilson KC, Whiteoak R, Dewey M, Watson JP (1989) Aspects of personality of soldiers presenting to an endoscopy clinic. J Psychosom Res 33:85-91.
6. Camilleri M, Malagelada JR, Kao PC, Zinsmeister AR (1986) Gastric and autonomic responses to stress in functional dyspepsia. Dig Dis Sci 31:1169-1177.
7. Welgan P, Meshkinpour H, Beeler M (1988) Effect of anger on colon motor and myoelectric activity in irritable bowel syndrome. Gastroenterology 94:1150–1156.
8. Valori RM, Kumar D, Wingate DL (1986) Effects of different types of stress and of „prokinetic" drugs on the control of the fasting motor complex in humans. Gastroenterology 90:1890–1900.
9. O'Brien JD, Thompson DG, Burnham WR, Holly J, Walker E (1987) Action of centrally mediated autonomic stimulation on human upper gastrointestinal transit: a comparative study of two stimuli. Gut 28:960–969.
10. McRae S, Younger K, Thompson DG, Wingate DL (1982) Sustained mental stress alters human jejunal motor activity. Gut 23:404–409.

11. Bates S, Sjoden PO, Fellenius J, Nyren O (1989) Blocked and nonblocked acid secretion and reported pain in ulcer, nonulcer dyspepsia, and normal subjects. Gastroenterology 97:376–383.
12. Jørgensen LS, Bänälkke L, Wamberg P (1985) Non-ulcer upper dyspepsia. Aspects of pain. Scand J Gastroenterol 20:46–50.
13. Nielzen S, Pettersson KI, Regnell G, Svensson R (1986) The role of psychiatric factors in symptoms of hiatus hernia or gastric reflux. Acta Psychiatrica Scandinavica 73:214–220.
14. Smith RC, Greenbaum DS, Vancouver JB, et al (1990) Psychosocial factors are associated with health care seeking rather than diagnosis in irritable bowel syndrome. Gastroenterology 98:293–301.
15. Lydeard S, Jones R (1989) Factors affecting the decision to consult with dyspepsia: comparison of consulters and non-consulters. J R Coll Gen Pract 39:495–498.
16. Drossman DA, Leserman J, Nachman G, Li Z, Gluck H, Toomey TC, Mitchell CM (1990) Sexual and physical abuse in women with functional or organic gastrointestinal disorders. Ann Intern Med 113:828–833.
17. Maxton DG, Morris JA, Whorwell PJ (1989) Ranking of symptoms by patients with the irritable bowel syndrome. Br Med J 299:1138.
18. Whitehead WE, Bosmajian L, Zonderman AB, Costa Jr. PT, Schuster M (1988) Symptoms of psychologic distress associated with irritable bowel syndrome. Gastroenterology 95:709–714.
19. Sandler RS, Drossman DA, Nathan HP, McKee DC (1984) Symptom complaints and health care seeking behavior in subjects with bowel dysfunction. Gastroenterology 87:314–318.
20. Bates S, Sjöden PO, Nyren O (1988) Behavioral treatment of non-ulcer dyspepsia. Scand J Beh Ther 17:155–165.
21. Whorwell PJ, Prior A, Colgan SM. Hypnotherapy in severe irritable bowel syndrome: further experience. Gut 1987; 28:423–425.
22. Camilleri M, Neri M (1989) Motility disorders and stress. Dig Dis Sci 34: 1777–1786.
23. Wingate D (1989) Place des troubles de la motricité du grêle dans les troubles digestifs fonctionels. Presse Med 18: 290–293.
24. Thompson DG (1988) Central control of human gastrointestinal function. Baillieres Clin Gastroenterol 2:107–122.
25. Lundgren O, Svanvik J, Jivegard L (1989) Enteric nervous system I. Physiology and pathophysiology of the intestinal tract. Dig Dis Sci 34:264–283.
26. Wood JD. Order and disorder in the little brain of the gut: an introduction to the enteric nervous system.
    part 1. Motility 1988; Issue 3: 11–13.
    part 2. Motility 1988; Issue 4: 10–11.
    part 3. Motility 1988; Issue 5 : 12–13.
    part 4. Motility 1988; Issue 6: 11–13.
27. Hostein J, Bost R, Bonaz B (1989) Motilité de l'intestin grêle. Gastroenterol Clin Biol 13: T6–T9.
28. Kellow JE, Gill RC, Wingate DL (1990) Prolonged ambulant recordings of small bowel motility demonstrate abnormalities in the irritable bowel syndrome. Gastroenterology 98:1208–1218.
29. Kumar D, Wingate DL (1985) The irritable bowel syndrome: a paroxysmal motor disorder. Lancet 2:973–977.

30. Malagelada JR. Gastric motility disorders and their clinical implications. Scand J Gastroenterol 1990; 24 [suppl 165]:29–35.
31. Drossman DA. The physician and the patient: review of the psychosocial gastrointestinal literatur with an integrated approach to the patient. In: Sleisenger MH, Fordtran JS., eds. Gastrointestinal Disease: Pathophysiology, Diagnosis, Management. Philadelphia: W. B. Saunders, 1989; 3–20.

5 Pathophysiologie des Reflux-Typs

Herr Saurer leidet an typischen Beschwerden eines gastrooesophagealen Refluxes (1).

Definition des gastrooesophagealen Refluxes

Beim Reflux fließt Mageninhalt in den unteren Oesophagus zurück. Nach den Mahlzeiten ist dies ein physiologischer Vorgang. Bei der Refluxkrankheit sind die Refluxepisoden gehäuft und von verlängerter Dauer (2). Sie können auch im Nüchternzustand und sogar nachts auftreten.

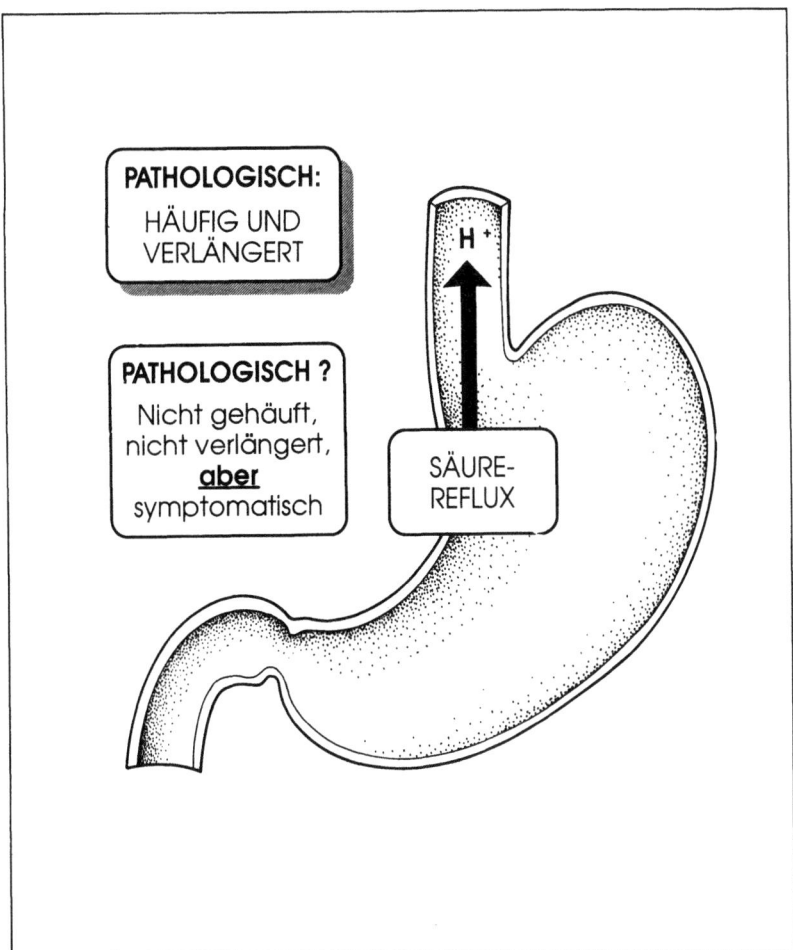

Abb. 5.1: Definition des gastrooesophagealen Refluxes
Beispiele von pH-Metrien bei Patienten mit physiologischem und pathologischem Reflux werden in Kap. 10, S. 103 besprochen

Mechanismen verlängerter Säureexposition

Sphinkterinsuffizienz

Die Insuffizienz des unteren Oesophagussphinkters ist die wichtigste Ursache der verlängerten Säureexposition (3). Beim Gesunden verschließt der Sphinkter den gastrooesophagealen Übergang. Zusätzlich wirken der positive intraabdominelle Druck, das Zwerchfell und der His-Winkel okklusiv (4).

Während des normalen Schluckaktes erschlafft der untere Oesophagussphinkter. Außerhalb des Schluckaktes auftretende unzeitgemäße Relaxationen führen zum Reflux von Mageninhalt. Diese unzeitgemäßen Relaxationen werden durch die postprandiale Dehnung des Magens gefördert (5). Die verlangsamte Magenentleerung sowie die Aerophagie führen zur postprandialen Magendehnung und verstärken somit den Reflux (6). Die pathophysiologische Rolle eines erhöhten Gasgehalts im Magen wird dadurch deutlich.

Neurale Mechanismen sind wahrscheinlich für die unzeitgemäßen Relaxationen verantwortlich. Diese Mechanismen sind noch weitgehend unbekannt (7, 8).

Ein niedriger Ruhetonus des unteren Oesophagussphinkters fördert ebenfalls den gastrooesophagealen Reflux.

Weiterhin kann ein erhöhter intraabdominaler Druck infolge von Adipositas und Obstipation eine wichtige Rolle spielen.

Die Sphinkterinsuffizienz wird schließlich durch exogene Faktoren wie Tabak, Alkohol, fettreiche Nahrungsmittel und Medikamente verstärkt (9–11). Diese Faktoren vermindern den Tonus des Sphinkters und fördern das Auftreten der spontanen Relaxationen. Der Einfluß einer Hiatushernie auf Ruhedruck und unzeitgemäße Relaxationen ist zur Zeit schlecht charakterisiert (12).

5 Pathophysiologie des Reflux-Typs 43

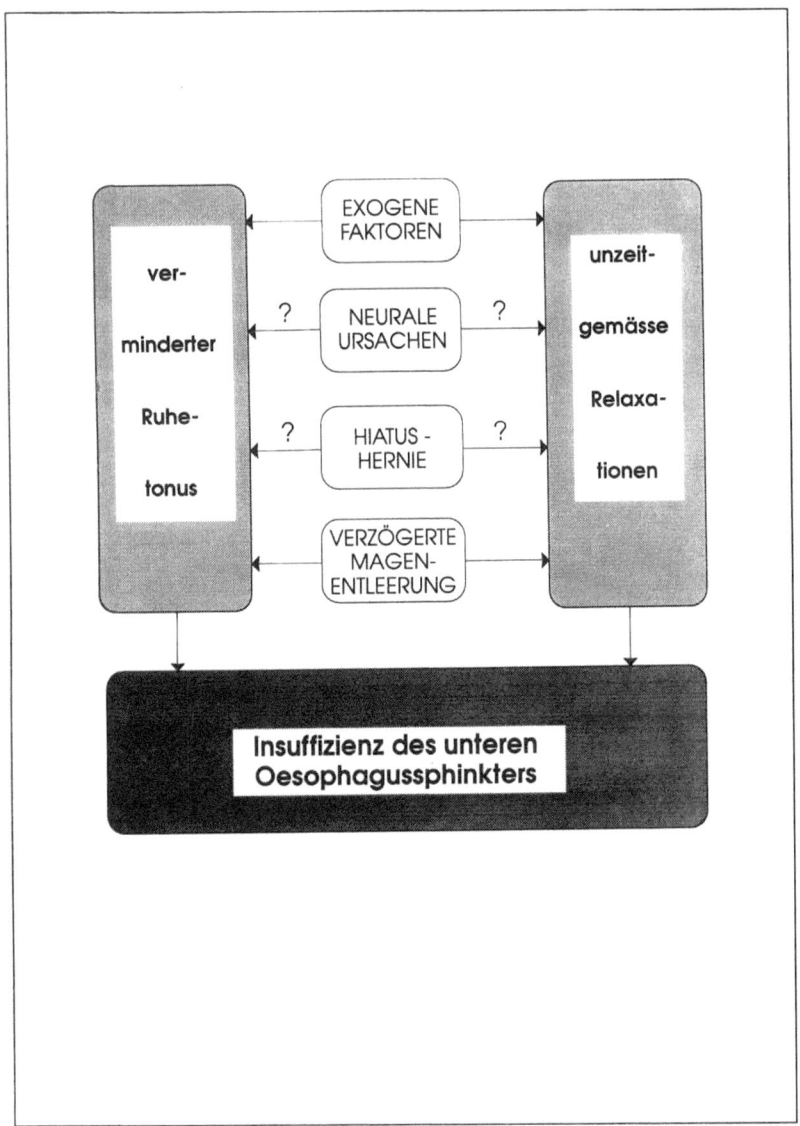

Abb. 5.2: Insuffizienzmechanismen des unteren Oesophagussphinkters, die zur Säureexposition des Oesophagus führen

Oesophagusperistaltik

Die Motilität der Speiseröhre spielt für die Säureexposition der Oesophagusschleimhaut eine wichtige Rolle. Der gastrooesophageale Reflux löst Kontraktionen aus, welche als sekundäre Peristaltik das Lumen von refluierter Magensäure reinigen. Die Störung dieser Selbstreinigung führt zur erhöhten Verweildauer von Säure im Oesophagus (13).

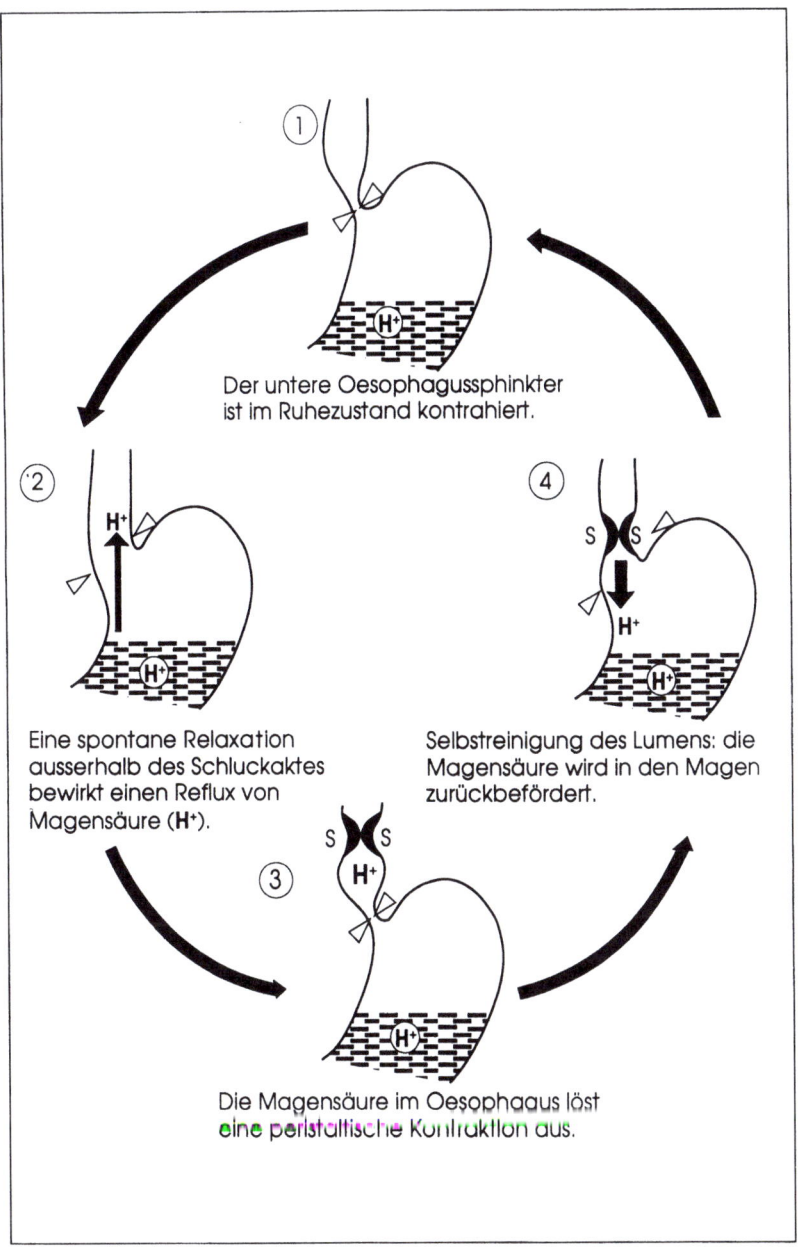

Abb. 5.3: Normale sekundäre oesophageale Peristaltik und gastrooesophagealer Reflux
S: sekundäre peristaltische Kontraktionen, ▷ ◁ unterer Oesophagussphinkter

Der gastrooesophageale Reflux kann die Schleimhaut schädigen und eine Oesophagitis verursachen. Bei Herrn Saurer hat die Endoskopie des oberen Gastrointestinaltraktes normale Befunde ergeben. Wie in Kap. 10, S. 102 besprochen wird, ist jedoch durch die pH-Metrie ein pathologischer gastrooesophagealer Reflux nachgewiesen worden.

Die bisher besprochenen Ursachen der Refluxsymptome sind durch eine Störung der Motilität charakterisiert.

Sensibilitätsstörungen

Refluxsymptome können jedoch auch durch eine Senbilitätsstörung hervorgerufen werden. Bei Patienten mit einem hypersensiblen Oesophagus wird kein pathologischer Reflux diagnostiziert. Wegen einer erniedrigten Schmerzschwelle empfindet der Patient bereits dann Sodbrennen, wenn ein physiologischer gastrooesophagaler Reflux auftritt. Experimentell kann durch eine Säureperfusion oder durch eine Ballondehnung die Empfindlichkeit des Oesophagus getestet werden (14). Bei den Patienten mit einem hypersensiblen Oesophagus lösen die Perfusion schwacher Säuren oder die geringe Dehnung Symptome aus, während Gesunde dies ohne Beschwerden vertragen (15).

5 Pathophysiologie des Reflux-Typs 47

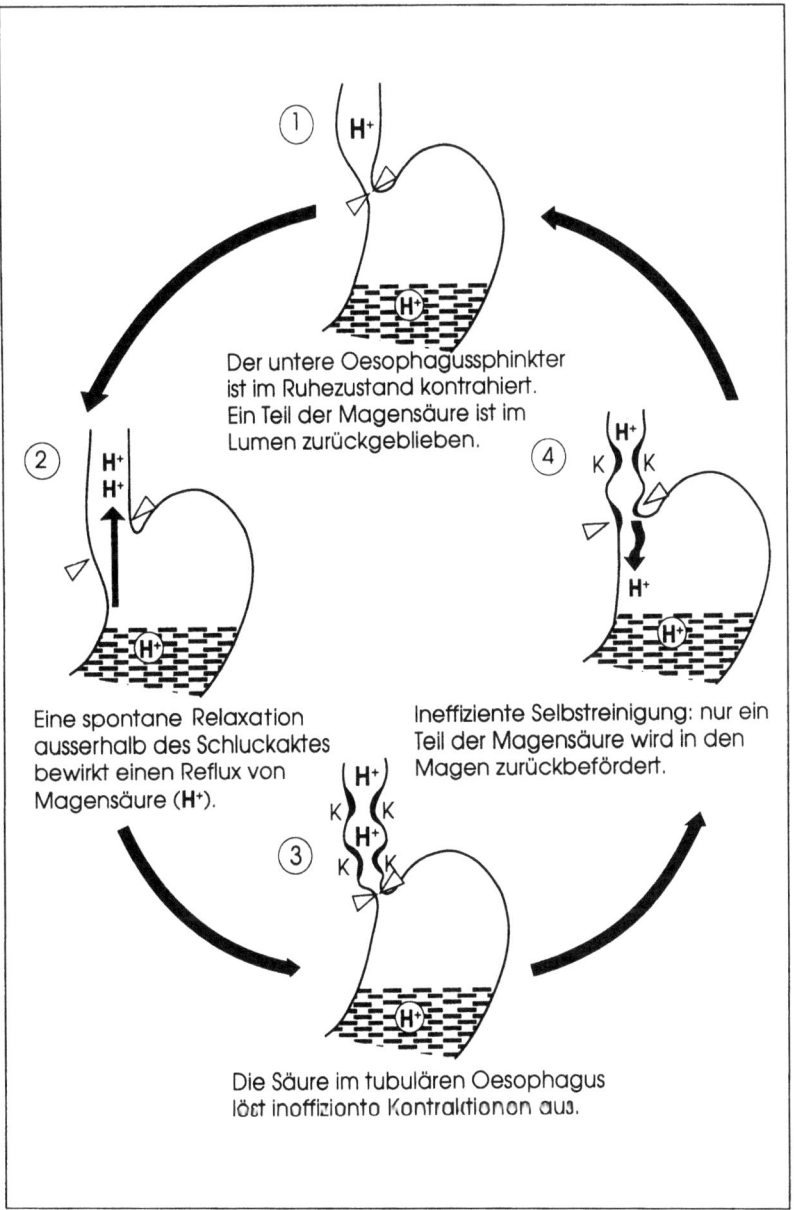

Abb. 5.4: Pathologische sekundäre oesophageale Peristaltik und gastrooesophagealer Reflux.
K: ineffiziente Kontraktionen. Die Abbildung zeigt multiple, simultane, zum Teil nicht propulsive Kontraktionen. In anderen Fällen (nicht gezeigt) finden sich abgeschwächte propulsive Kontraktionen, ▷ ◁ Unterer Oesophagussphinkter

Literatur

Ausgewählte Arbeiten von besonderem Interesse

Ogorek CP, Cohen S (1989) Gastroesophageal reflux disease: new concepts in pathophysiology. Gastroenterol Clin of North America 18:275–292.
  Übersichtsarbeit zu den pathophysiologischen Mechanismen des unteren Oesophagussphinkters, der Oesophagusperistaltik und der Magenmotilität beim gastrooesophagealen Reflux. 87 zitierte Arbeiten.
Koelz HR, Blum AL (1988) Ein brennendes Problem: die gastrooesophageale Refluxkrankheit. Broschüre und Videofilm zur Ärztefortbildung. pmi, Frankfurt.
  Videofilm zur Klinik, Pathophysiologie, Diagnose und Therapie der gastrooesophagealen Refluxkrankheit. Der modulare Aufbau des Films ermöglicht einen gezielten, problemorientierten Zugang.

Zitierte Arbeiten

1. Klauser AG, Schindlbeck NE, Müller-Lissner S (1990) Symptoms in gastrooesophageal reflux disease. Lancet 335:205–208.
2. Blum AL, Koelz HR (1987) Refluxkrankheit der Speiseröhre. In: Siegenthaler W, Kaufmann W, Hornborstel H, Waller HD. (eds.) Lehrbuch der Inneren Medizin. Thieme, Stuttgart,S 925–933.
3. Dent J, Holloway RH, Toouli J, Dodds WJ. Mechanisms of lower oesophageal sphincter incompetence in patients with symptomatic gastroesophageal reflux. *Gut* 1988; 29: 1020–1028.
4. Mittal RK, Fisher M, McCallum RW, Rochester DF, Dent J, Sluss J (1990) Human lower esophageal sphincter pressure response to increased intra-abdominal pressure. Am J Physiol 258:G624–G630.
5. Holloway RH, Hongo M, Berger K, McCallum RW (1985) Gastric distention: a mechanism for postprandial gastroesophageal reflux. Gastroenterology 89:779–784.
6. McCallum RW, Berkowitz DM, Lerner E (1981) Gastric emptying in patients with gastroesophageal reflux. Gastroenterology 80:285–291.
7. Franzi SJ, Martin CJ, Cox MR, Dent J (1990) Response of canine lower esophageal sphincter to gastric distension. Am J Physiol 259:380–385.
8. Pulliam TJ, Bradley LA, Dalton CB, Salley AN, Richter JE (1989) Role of psychological stress in gastrooesophageal reflux disease (GERD). Gastroenterology 96:A401. (Abstract)
9. Cohen S (1980) Pathogenesis of coffee-induced gastrointestinal symptoms. N Engl J Med 303:122–124.
10. Kahrilas PJ, Gupta RR (1990) Mechanisms of acid reflux associated with cigarette smoking. Gut 31:4–10.

11. Nebel OT, Castell DO (1972) Lower esophageal sphincter pressure changes after food ingestion. Gastroenterology 63:778–781.
12. Petersen H (1990) Is hiatus hernia significant in gastroesophageal reflux disease? Motility 12:9–11.
13. Kahrilas PJ, Dodds WJ, Hogan WJ, Kern M, Arndorfer RC, Reece A (1986) Esophageal peristaltic dysfunction in peptic esophagitis. Gastroenterology 91:897–904.
14. Smith JL, Opekun AR, Larkai E, Graham DY (1989) Sensitivity of the esophageal mucosa to pH in gastroesophageal reflux disease. Gastroenterology 96:683–689.
15. Pujol P, Des Varannes SB, Simon J, Galmiche JP (1990) Sensibilité de la muqeuse oesophagienne à differents stimuli chez le sujet sain et au cours du reflux gastro-oesophagien (RGO) et de la dyspepsie non ulcereuse (DNU). Gastroenterol Clin Biol 14 : A49. (Abstract)

6 Pathophysiologie des Magenstase-Typs

Die Beschwerden von Fräulein Eisenstein lassen an eine Störung der Magenmotilität denken.

Normale Magenmotilität

Die Magenmotilität erfüllt drei Aufgaben:
1. eine Reservoir-Funktion,
2. eine Transport-Funktion und
3. die Zerkleinerung der festen Nahrungsteile.

Die Aufnahmefähigkeit des Magens während der Nahrungszufuhr wird durch die Erschlaffung des Fundus, die sogenannte rezeptive Relaxation, gefördert (1).

Entleerung flüssiger Nahrungsteile

Die Entleerung der flüssigen und festen Nahrung aus dem Magen erfolgt auf unterschiedliche Weise (2, 3).

Flüssigkeiten fließen entlang einem Druckgefälle vom Magen in das Duodenum. Das Druckgefälle wird durch eine anhaltende tonische Kontraktion des Fundus und des Korpus sowie durch episodische Relaxationen des Duodenums erzeugt.

Die Entleerung wird durch die Koordination des Antrums und des Duodenums reguliert (4). Die im mittleren Korpus enstehenden Kontraktionswellen bewegen sich durch das Antrum auf den Pylorus zu. Pylorus und Bulbus duodeni sind zunächst enggestellt und erweitern sich, bis schließlich die Flüssigkeit in den Bulbus einspritzt. Der Widerstand im distalen Duodenum bewirkt, daß während kurzer Zeit ein Teil der Flüssigkeit aus dem Bulbus ins Antrum zurückgeschleudert wird (5).

Die Entleerung wird durch die Kontraktion von Bulbus und Pylorus unterbrochen. Dabei fließt ein Teil der entleerten Flüssigkeit aus dem Bulbus ins Antrum zurück (6). Dieser Vorgang fördert die Durchmischung des Mageninhalts.

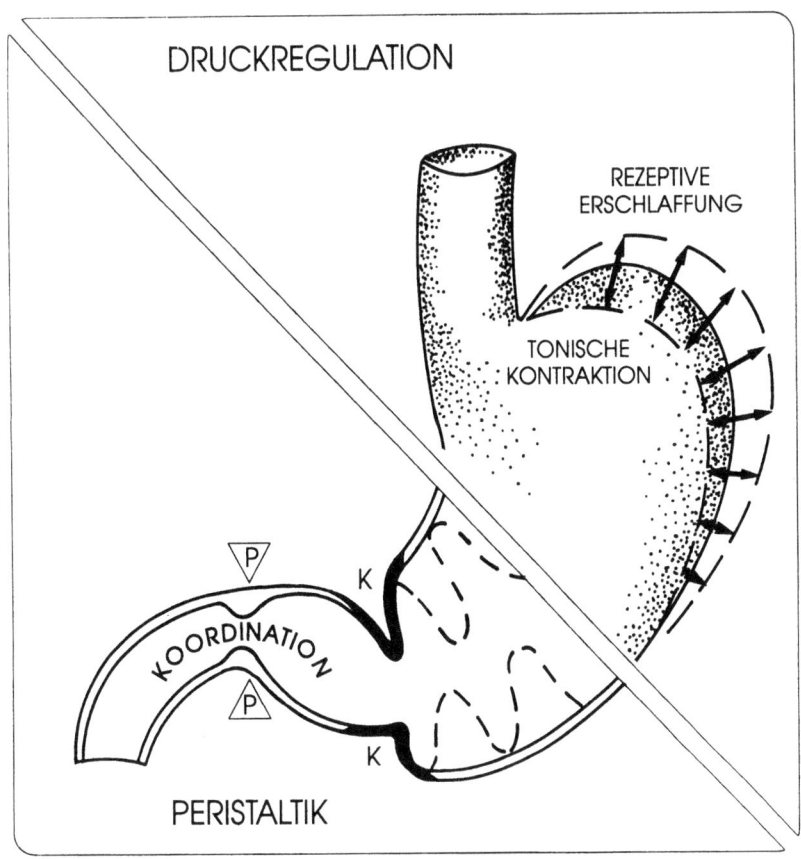

Abb. 6.1: Normale Magenmotilität
Die Druckregulation und die antrale Peristaltik des Magens fördern die Magenentleerung. Im Mittel wird jede zweite peristaltische Kontraktion (K) ins Duodenum übergeleitet. Dieser Vorgang wird als „antroduodenale Koordination" bezeichnet. P Pylorus

Antroduodenale Koordination

Im Mittel ist jede zweite antrale Kontraktionswelle mit einer duodenalen Peristaltikwelle koordiniert. Dabei pflanzt sich die Antrumperistaltik in den Bulbus und in das distale Duodenum fort. Durch die Peristaltik wird so ein Teil der entleerten Flüssigkeit in den Dünndarm abtransportiert.

Entleerung fester Teile

Feste Teile müssen zerkleinert werden, bevor sie den Magen verlassen können. Für diesen Vorgang ist ebenfalls die funktionelle Einheit von Antrum, Pylorus und Bulbus duodeni verantwortlich.

Zunächst wird die feste Nahrung im Magenfundus eingelagert. Eine Peristaltikwelle befördert einige der festen Teile durch das Antrum. In der präpylorischen Druckkammer werden die festen Teile durch die Antrum-Kontraktion gegen den sich schließenden Pylorus gepreßt und dadurch zerkleinert. Bei Eintreffen der Kontraktionswelle am Pylorus werden diese Teile ins distale Korpus zurückgeschleudert. Dieser wiederholte Vorgang führt zur Zerkleinerung und schließlich zur Verflüssigung der festen Nahrung. Eine neue Peristaltikwelle bewirkt, daß ein Teil der nun verflüssigten Nahrung, auch Chymus genannt, durch den Pylorus fließen kann. Nahrungsteile mit einem Durchmesser von mehr als 1 mm können nicht durch den Pylorus hindurchtreten und werden weiter durch die antrale Peristaltik zerkleinert.

Nicht zerkleinerbare Nahrungsteile bleiben zunächst im Magen liegen. Während der interdigestiven Phase werden sie durch den migratorischen Motorkomplex aus dem Magen befördert und weitertransportiert. Diese Selbstreinigung des Magen-Darm-Traktes wird in Kap. 4, S. 34 besprochen.

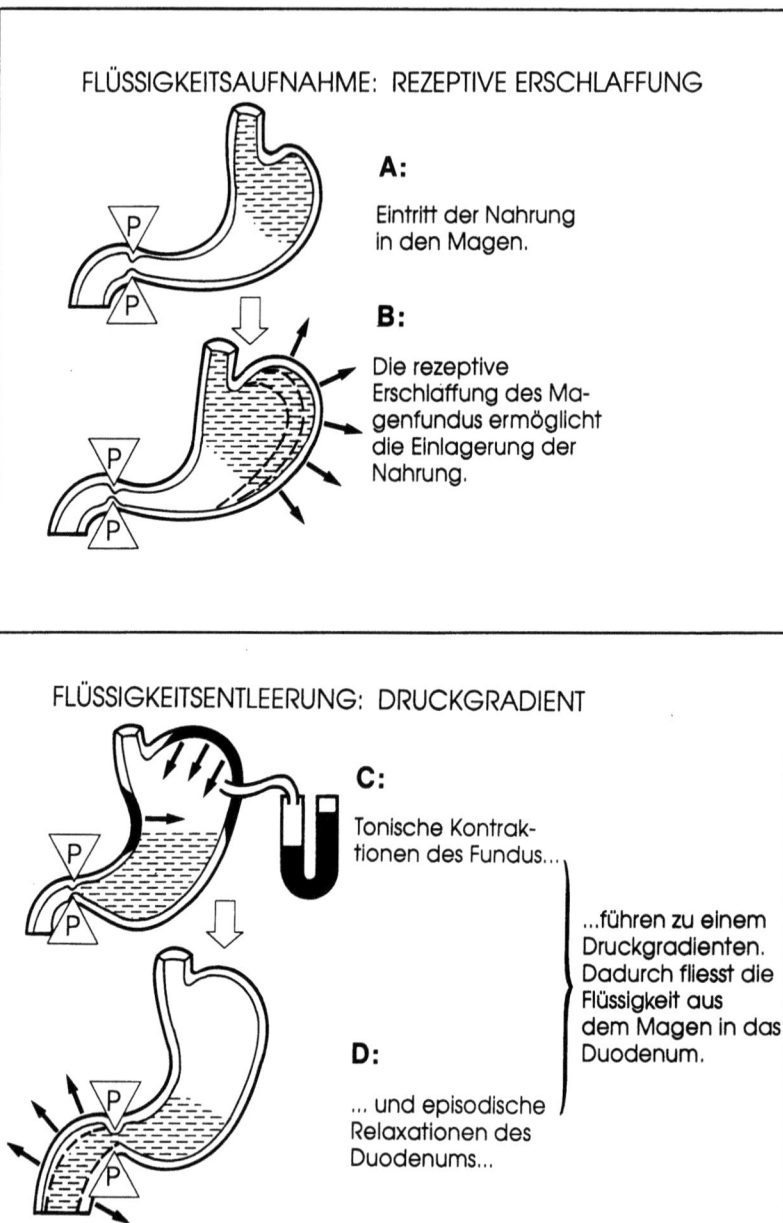

Abb. 6.2: Die Rolle des Magens bei der Aufnahme ...
P Pylorus ─·─ Flüssigkeit

FLÜSSIGKEITSENTLEERUNG: ANTRALE PERISTALTIK

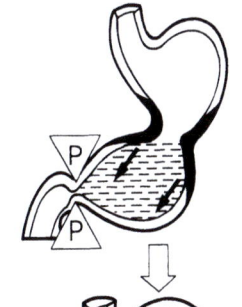

E:

Eine peristaltische Kontraktion beginnt im proximalen Antrum...

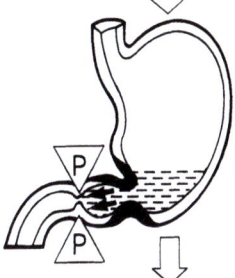

F:

... bewegt sich durch das distale Antrum,...

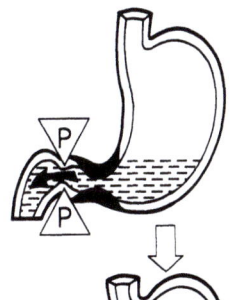

G:

... auf den Pylorus zu und fördert die Entleerung der Flüssigkeit.

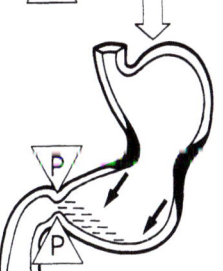

H:

Anschliessend beginnt eine erneute peristaltische Kontraktion im proximalen Antrum.

... und Entleerung von Flüssigkeiten

ANTRALE PERISTALTIK UND ZERKLEINERUNG

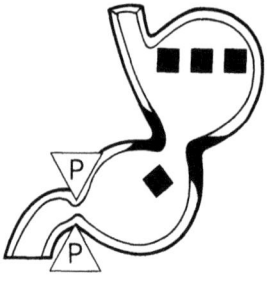

A:

Eine peristaltische Kontraktion beginnt im proximalen Antrum, ergreift feste Teile...

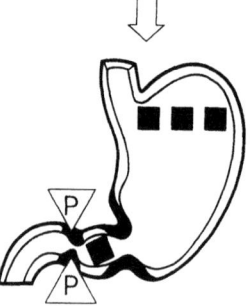

B:

...und bewegt sich durch das distale Antrum. Sie schiebt die festen Teile gegen den sich schliessenden Pylorus...

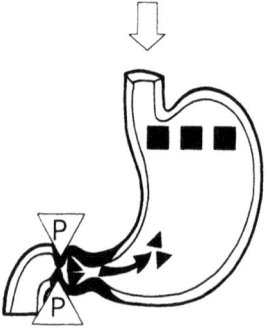

C:

... sodass die festen Teile zerkleinert werden. Beim Eintreffen der Kontraktionswelle am Pylorus werden die Nahrungsteile...

Abb. 6.3: Die Rolle des Magens ...
Die rezeptive Erschlaffung bei der Aufnahme von festen Teilen in den Magen entspricht den Vorgängen bei der Aufnahme von Flüssigkeiten (s. Abb. 6.2)

6 Pathophysiologie des Magenstase-Typs 57

ZERKLEINERUNG, VERMISCHUNG UND ENTLEERUNG

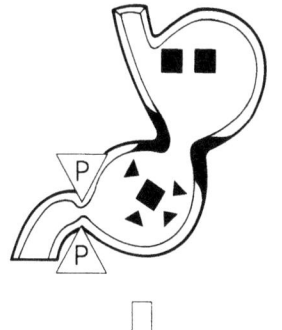

D:

...ins proximale Antrum zurückgeschleudert. Dabei wird der Mageninhalt durchmischt. Eine erneute peristaltische Kontraktion beginnt im proximalen Antrum, ergreift weitere feste Teile...

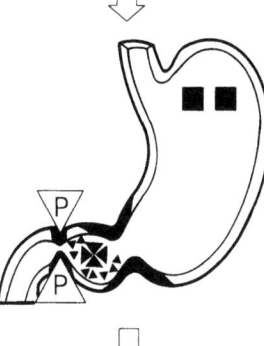

E:

... und zieht zum Pylorus. Sie bewirkt eine weitere Zerkleinerung der festen Teile.

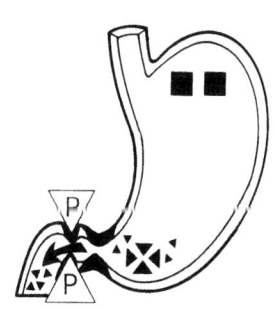

F:

Teile mit einem Durchmesser von < 1 mm können den Pylorus passieren, bevor sich dieser wiederum schliesst.

. . . bei der Entleerung von festen Teilen.

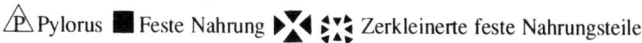
Pylorus ■ Feste Nahrung ✕ ⁞✕⁞ Zerkleinerte feste Nahrungsteile

Elektrische Aktivität des Magens

Der Schrittmacher (Pacemaker) in der großen Kurvatur des proximalen Corpus steuert die Magen-Peristaltik. Er erzeugt elektrische Impulse in einem konstanten Rhythmus von 3 pro Minute. Die Impulse breiten sich wellenförmig nach distal aus. Die elektrischen Wellen führen noch nicht zu Muskelkontraktionen. Aktionspotentiale, die sich auf die basalen Wellen aufpfropfen, können durch neurale und hormonale Stimuli ausgelöst werden. Erst die Aktionspotentiale bewirken Kontraktionen. Während der postprandialen Phase kommt auf fast jede basale Welle ein Aktionspotential. Die Frequenz der Kontraktionen erhöht sich auf diese Weise, überschreitet aber nie 3 pro Minute.

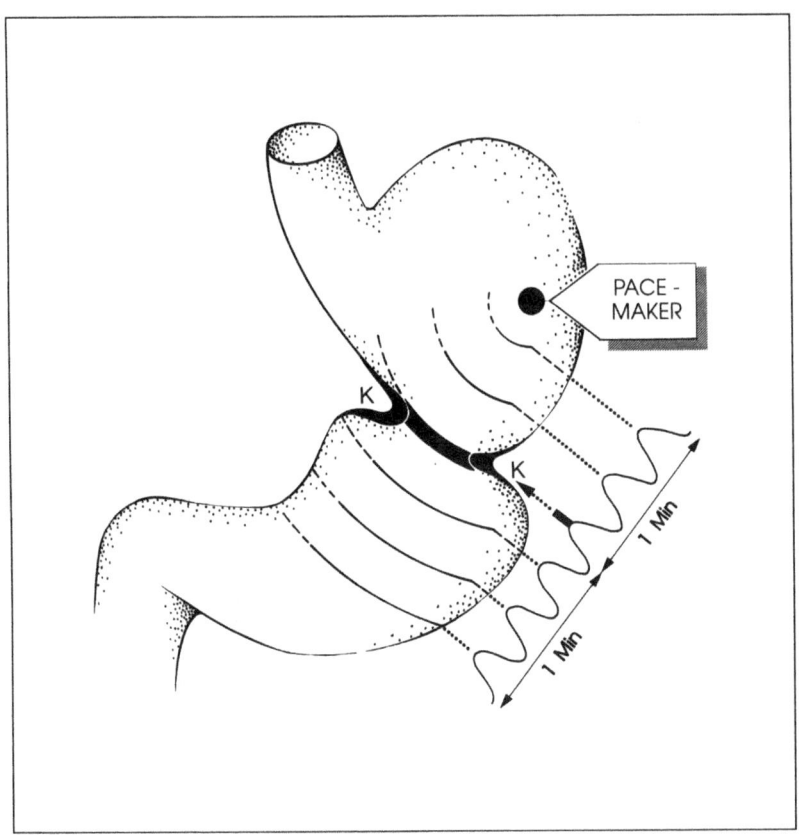

Abb. 6.4: Elektrische Aktivität des Magens
Basalwellen der elektrischen Aktivität
Aktionspotential auf einer Basalwelle
K: Kontraktion

Gestörte Magenmotilität

Bekannte Ursachen von verzögerter Magenentleerung sind:

- Medikamente [Anticholinergika, Adrenergika, Opiate, Dopaminagonisten (7)]
- Metabolische und endokrinologische Erkrankungen mit Läsionen des vegetativen Nervensystems [z. B. Diabetes mellitus (8, 9)]
- Operierter Magen [Vagotomie und partielle Magenresektionen (10)].
- Organische Obstruktionen [Narben, Tumor]

Häufig ist jedoch die Ursache der Magenstase unbekannt.

Diese Patienten zeigen meist eine verzögerte Entleerung von festen Teilen, während die Entleerung von flüssigen Stoffen normal oder sogar beschleunigt sein kann (11–14).

Die Mechanismen, die zur verzögerten Entleerung führen, sind:

- ein hypomotiles Antrum (15–17) und
- eine schlechte Koordination des Antrums mit dem Pylorus und dem Duodenum (18).

Die elektrische Aktivität bei solchen Patienten ist schwach, und die physiologische postprandiale Zunahme der Amplitude fehlt (19). Auch Rhythmusanomalien der elektrischen Impulse sind festgestellt worden (20). Eine erhöhte Frequenz wird als Tachygastrie bezeichnet (11). Die elektrische Frequenz ist so hoch, daß keine wirksamen antralen Kontraktionen zustande kommen. Die Folge ist eine verzögerte Magenentleerung (22). Es ist nicht bekannt, ob es sich bei dieser Störung um eine primäre Dysregulation des peripheren Schrittmachers des Magens oder um die Folge einer zentralen Ursache handelt.

Mechanismen von Magenstasesymptomen

Unabhängig von Ursache und Art der Motilitätsstörung beschreiben Patienten mit einer Magenstase ein vorzeitiges Sättigungsgefühl, epigastrische Beschwerden wie Schwere- oder Druckgefühl, Schmerz, Übelkeit und gelegentlich Erbrechen (23).

Vorzeitiges Sättigungsgefühl und epigastrischer Schmerz können auch durch eine Aerophagie verursacht werden. Ein weiterer Mechanismus, der zu solchen Symptomen führt, ist die Störung der rezeptiven Relaxation zu Beginn der Nahrungsaufnahme (24). Schließlich entstehen solche Beschwerden durch eine erhöhte Dehnungsempfindlichkeit bei normalem Nahrungs- und Gasgehalt des Magens. Tatsächlich haben gewisse Patienten mit funktioneller Dyspepsie eine niedrigere Empfindlichkeitsschwelle bei Dehnung als Gesunde (25).

Der Zusammenhang von Gasgehalt und Ernährung wird in Kap. 15, S. 134 (Nahrungsmittelunverträglichkeiten) besprochen.

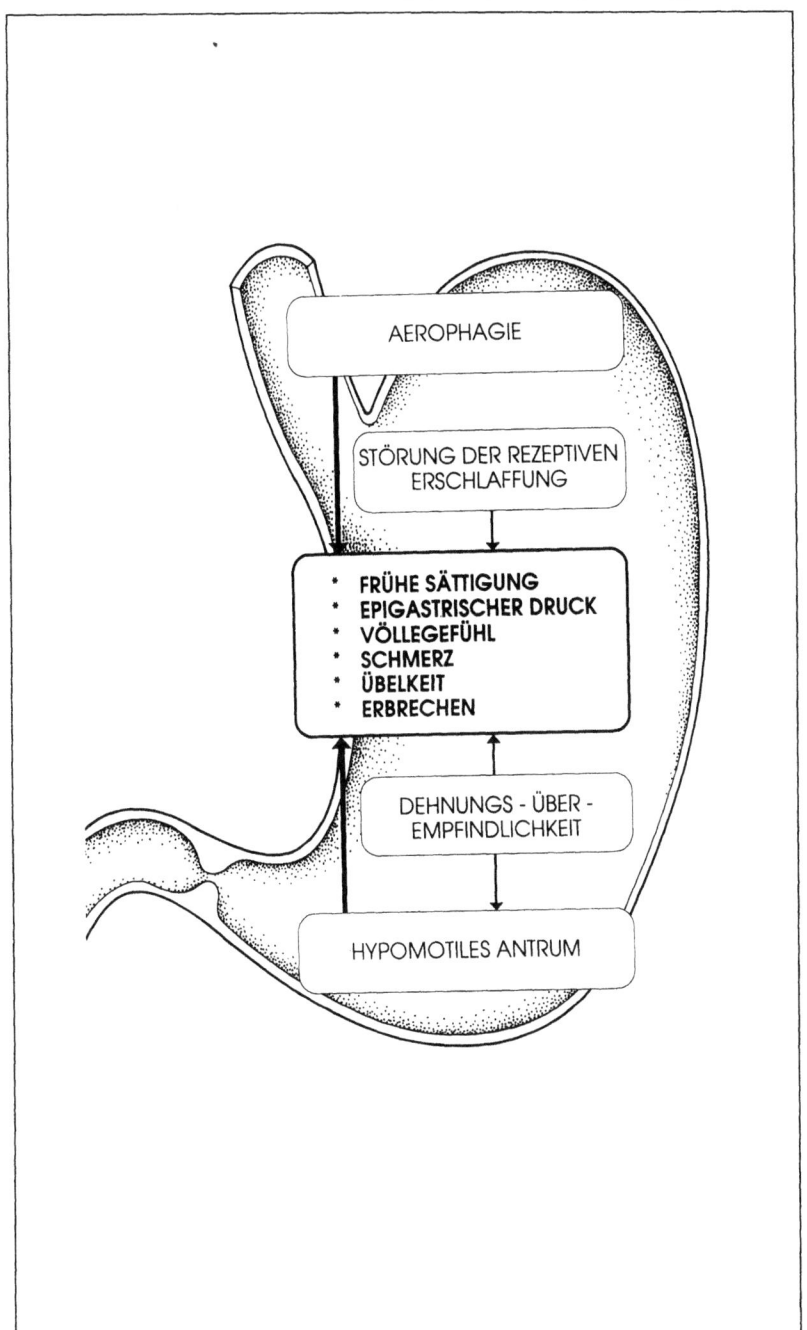

Abb. 6.5: Mechanismen, die zu Magenstasesymptomen führen

Literatur

Ausgewählte Arbeiten von besonderem Interesse

Smout AJPM (1990) Motility disorders of the Stomach. In: Tytgat GNJ, van Blankenstein M., eds. Current Topics in Gastroenterology and Hepatology. Thieme, Stuttgart New York, pp 254–263.
Übersichtsarbeit: Pathophysiologie, Diagnose und Behandlung von Magenmotilitätsstörungen werden kurz und leicht verständlich diskutiert. 30 zitierte Arbeiten.
Waldron B, Cullen PT, Kumar R, Smith D, Jankowski J, Hopwood D, Sutton D, Kennedy N, Campbell FC (1991) Evidence for hypomotility in non-ulcer dyspepsia: a prospective multifactorial study. Gut 32:246–251.
Klinische Studie zur verzögerten Magenentleerung bei Patienten mit funktioneller Dyspepsie. Unabhängig vom Beschwerdebild findet sich häufig eine Verzögerung der Entleerung fester Teile. 38 zitierte Arbeiten.

Zitierte Arbeiten

1. Jahnberg T (1977) Gastric adaptive relaxation. Effects of vagal activation and vagotomy, an experimental study in dogs and in man. Dissertation, Universität Göteborg.
2. Read NW, Houghton LA (1989) Physiology of gastric emptying and pathophysiology of gastroparesis. Gastroenterol Clin North America 18:359–373.
3. Meyer JH (1987) Motility of the stomach and gastroduodenal junction. In: Johnson LR., (ed.) Physiology of the Gastrointestinal Tract. Raven, New York: pp 613–626.
4. Hausken T, Odegaard S, Berstad A (1991) Antroduodenal motility studied by real-time ultrasonography. Gastroenterology 100:59–63.
5. King PM, Adam RD, Pryde A, Mcdicken WN, Heading RC (1984) Relationship of human antroduodenal motility and transpyloric fluid movement: non-invasive observations with real-time ultrasound. Gut 25:1384–1391.
6. Chaussade S, Reda E, Nepveux P, Guerre J, Couturier D (1991) Relationship between antropyloroduodenal motility and duodenogastric reflux in humans. Eur Gastroenterol Hepatol 3:21–27.
7. Chaudhuri TK, Fink S (1990) Update:pharmaceuticals and gastric emptying. Am J Gastroenterol 85:223–230.
8. Brogna A, Ferrara R, Scornavacca G, Lombardo A, Bucceri A, Catalano F, Paradisi V, Onorato S (1989) Cisapride and gastric emptying of a solid meal in dyspeptic diabetics without autonomic neuropathy and in healthy volunteers. Eur J Clin Pharmacol 37:411–413.
9. Horowitz M, Harding PE, Maddox AF, Wishart JM, Akkermans LMA, Chatterton BE, Shearman DJC (1989) Gastric and oesophageal emptying in patients with type 2 (non-insulin-dependent) diabetes mellitus. Diabetologia 32:151–159.

10. Fich A, Neri M, Camilleri M, Kelly KA, Phillips SF (1990) Stasis syndromes following gastric surgery: clinical and motility features of 60 symptomatic patients. J Clin Gastroenterol 12(5):505–512.
11. Sielaff S (1988) Gastroduodenal motility in chronic dyspepsia. 2. Postprandial motility. Dtsch Z Verdau Stoffwechselkr 48:162–172.
12. Rees WD, Miller LJ, Malagelada JR (1980) Dyspepsia, antral motor dysfunction, and gastric stasis of solids. Gastroenterology 78:360–365.
13. Jian R, Ducrot F, Ruskone A, Chaussade S, Rambaud JC, Modigliani R, Rain JD, Bernier JJ (1989) Symptomatic, radionuclide and therapeutic assessment of chronic idiopathic dyspepsia. A double-blind placebo-controlled evaluation of cisapride. Dig Dis Sci 34:657–664.
14. Wegener M, Börsch G, Schaffstein J, Reuter C, Leverkus F (1989) Frequency of idiopathic gastric stasis and intestinal transit disorders in essential dyspepsia. J Clin Gastroenterol 11:163–168.
15. Camilleri M, Brown ML, Malagelada JR (1986) Relationship between impaired gastric emptying and abnormal gastrointestinal motility. Gastroenterology 91:94–99.
16. Ricci R, Bontempo I, La Bella A, De Tschudy A, Corazziari E (1987) Dyspeptic symptoms and gastric antrum distension. An ultrasonographic study. Ital J Gastroenterol 19:215–217.
17. Kerlin P (1989) Postprandial antral hypomotility in patients with idiopathic nausea and vomiting. Gut 30:54–59.
18. Johnson AG (1989) The effects of cisapride on antroduodenal coordination and gastric emptying. Scand J Gastroenterol [Suppl] 165P 36–43.
19. Smout AJPM, Van der Schee EJ (1989) Electrogastrography. In: Read NW., (ed.) Gastrointestinal Motility: Which Test? Wrightson, Petersfield:113–120.
20. Kim CH, Zinsmeister AR, Malagelada JR (1988) Effect of gastric dysrhythmias on postcibal motor activity ot the stomach. Dig Dis Sci 33:193–199.
21. You CH, Chey WY (1984) Study of electromechanical activity of the stomach in humans and in dogs with particular attention to tachygastria. Gastroenterology 86:1460–1468.
22. Vantrappen G, Schippers E, Janssens J, Vandeweerd M (1984) What is the mechanical correlate of gastric dysrhythmia? Gastroenterology 86:1288. (Abstract)
23. Ricci DA, McCallum RW (1988) Diagnosis and treatment of delayed gastric emptying. Adv Intern Med 33:357–384.
24. Hartley MN, Mackie CR (1991) Gastric adaptive relaxation and symptoms after vagotomy. Br J Surg 78:24–27.
25. Coffin B, Azpiroz F, Malagelada JR (1991) Selective gastric hypersensitivity and reflex hyporeactivity and functional dyspepsia. Gastroenterology 100(5): A431. (Abstract)

7 Pathophysiologie des Ulkus-Typs

Ursachen ulkusartiger Beschwerden

Herr Grimmer leidet an dyspeptischen Beschwerden, die eine Ulkuskrankheit vermuten lassen. Bei der Endoskopie ist jedoch kein Ulkus gesehen worden. Differentialdiagnostisch ist zu bedenken, daß epigastrische Schmerzen auch in den Nachbarorganen des Magens ihren Ursprung haben können, beispielsweise im Kolon. Unter experimentellen Bedingungen kann die Dehnung des Querkolons mit einem Ballon epigastrische Schmerzen verursachen (1). Die Art der Schmerzen von Herrn Grimmer, ihre Nahrungsabhängigkeit und das Fehlen von Stuhlunregelmäßigkeiten sprechen jedoch für eine Ursache im oberen Gastrointestinaltrakt.

Leidet der Patient trotz unauffälliger Endoskopie an einer Ulkuskrankheit?

URSACHEN ULKUSARTIGER BESCHWERDEN

1. Ulkuskrankheit
   - * Schmerzen während eines Schubes: endoskopisch Ulkuskrater nachweisbar
   - * Schmerzen bei endoskopischer Remission: kein Ulkuskrater nachweisbar

2. Erkrankung von Nachbarorganen des Magens
   - * z.B. Syndrom des irritablen Kolons, Pankreatitis

3. Medikamente
   - * insbesondere nichtsteroidale Antirheumatika

4. Funktionelle Dyspepsie

FAKTOREN, DIE ULKUSARTIGE BESCHWERDEN VERSTÄRKEN KÖNNEN

- * Helicobacter-pylori Gastritis
- * Duodenogastrischer Reflux[a]
- * Säurehypersekretion
- * Rauchen
- * Kaffee und Alkohol
- * Psyche

Abb. 7.1: Ursachen von ulkusartigen Beschwerden
[a] Nur nach Magenoperationen ist der duodenogastrische Reflux eine wichtige Ursache von Beschwerden

Ulkuskrankheit

Im allgemeinen treten die Ulkussymptome bei Vorhandensein eines Ulkus auf. Es ist jedoch unklar, wie das Ulkus Schmerzen verursacht. Langzeitbeobachtungen von Ulkus-Patienten zeigen keine Parallelität von Beschwerden und Läsionen (2). Im Regelfall werden die Patienten mehrere Wochen vor der Ulkusheilung beschwerdefrei (3). Seltener überdauern die Schmerzen die Heilung. Bis zur Hälfte der Patienten entwickelt im Verlaufe eines Jahres asymptomatische Ulzera (4, 5). Andererseits ist bei einem Zehntel der Patienten mit einer bekannten Ulkuskrankheit während eines symptomatischen Schubs endoskopisch kein Ulkus erkennbar. Somit spricht das Fehlen eines Ulkuskraters nicht gegen eine Ulkuskrankheit.

Bei Herrn Grimmer ist die Möglichkeit einer solchen Krankheit unwahrscheinlich, da endoskopisch keine Ulkusnarbe gefunden worden ist.

7 Pathophysiologie des Ulkus-Typs

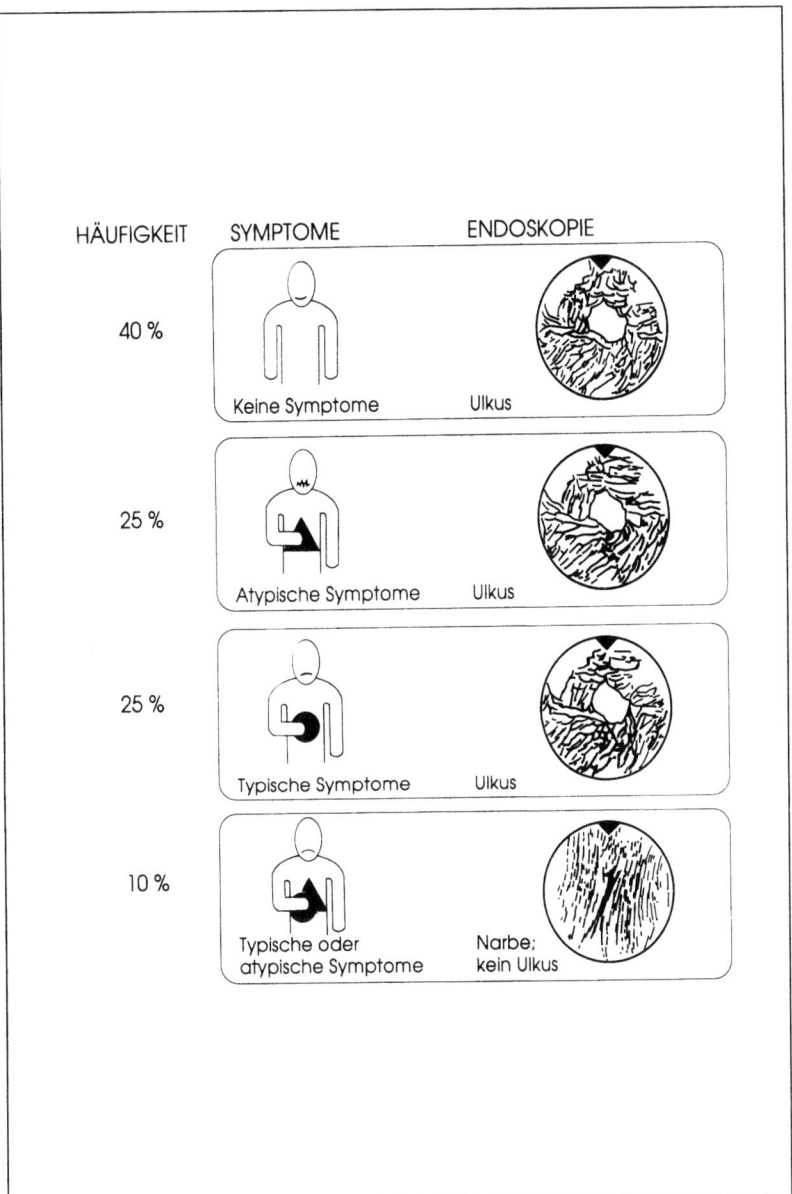

Abb. 7.2: Symptome und endoskopisch diagnostizierte Ulkusschübe bei Ulkuskrankheit
Bei praktisch allen Patienten mit Ulkuskrankheit ohne Rezidivprophylaxe werden innerhalb eines Jahres rezidivierende Ulzera, rezidivierende Symptome oder beides beobachtet. Nur ein Viertel der Patienten leidet jedoch an einem „typischen" Rezidiv mit typischen Ulkussymptomen und dem endoskopischen Befund eines Ulkuskraters

Helicobacter-pylori-Gastritis

Morphologie

Bei Herrn Grimmer ist eine Obeflächengastritis mittels einer Antrumbiopsie diagnostiziert worden. Die Oberflächengastritis wird in der Regel durch Helicobacter pylori verursacht (6). Das mit Flagellen ausgestattete gramnegative Bakterium besiedelt die Schleimschicht der Mukosa und haftet sich an die Oberflächenzellen an (7). Die Reaktion auf Helicobacter ist eine entzündliche Infiltration der Lamina propria mit Granulozyten sowie Lymphozyten und Plasmazellen. In einer gesunden Mukosa finden sich praktisch keine Entzündungszellen. Aufgrund des entzündlichen Infiltrates werden drei Schweregrade der Oberflächengastritis unterschieden. Nach Infektion mit Helicobacter pylori kommt es zunächst zu einem lympho-plasmozytären Infiltrat mit vereinzelten wenigen Granulozyten unterhalb des Oberflächen-epithels. Dieses Bild charakterisiert die leichte Oberflächengastritis. Eine mittelstarke Gastritis liegt vor, wenn sich das Infiltrat ausbreitet. Die Dichte der Granulozyten nimmt zu. Die Zellen dringen vereinzelt zwischen die Oberflächenepithelzellen vor. Lymphozyten und Plasmazellen wandern in Richtung der Drüsenschläuche. Die stark ausgeprägte Oberflächengastritis schließlich ist durch ein noch dichteres Infiltrat gekennzeichnet. Neben diesen infiltrativen Veränderungen kann in bestimmten Fällen zusätzlich eine Verkürzung der Drüsenschläuche im Sinne einer Atrophie beobachtet werden. Eine intestinale Metaplasie mit partiellem Ersatz des Oberflächenepithels durch Becherzellen wird bei der Helicobacter-pylori-verursachten Gastritis selten beobachtet. Die Gastritis ist zunächst im Antrum lokalisiert. Eine Ausdehnung in das Magenkorpus kommt im späteren Verlauf vor.

7 Pathophysiologie des Ulkus-Typs

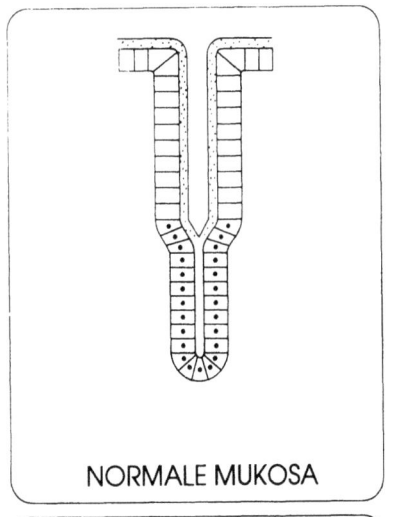

NORMALE MUKOSA

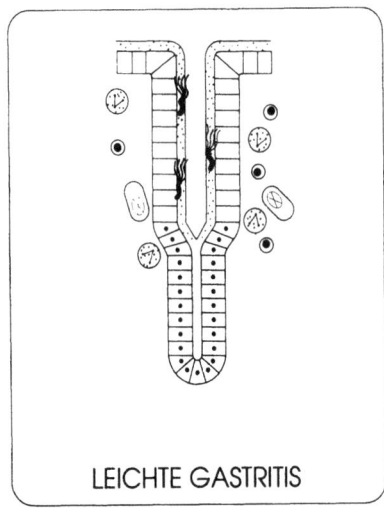

LEICHTE GASTRITIS

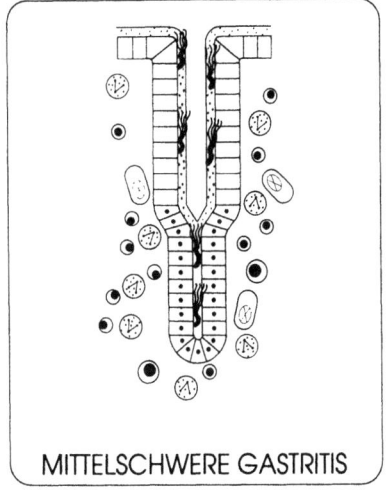

MITTELSCHWERE GASTRITIS

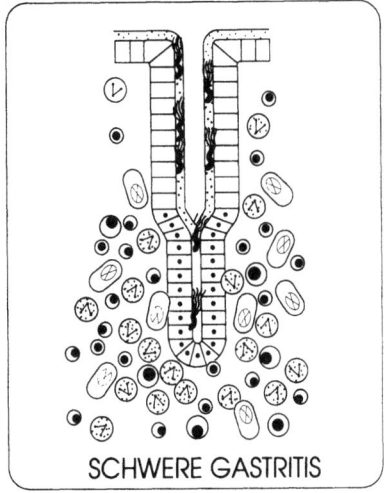

SCHWERE GASTRITIS

Abb. 7.3: Durch Helicobacter pylori verursachte Oberflächen-Gastritis

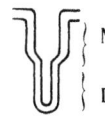 Magenkrypte

Drüsenschlauch

Schleim
: : : : :

Helicobacter pylori

Lymphozyt ●

Plasmozyt

Granylozyt

Epidemiologie und klinische Bedeutung

Bei den meisten Bewohnern von Entwicklungländern ist Helicobacter pylori schon im Kindesalter nachweisbar (8). In Industrieländern wie der Schweiz hat jeder dritte Bewohner im mittleren Lebensalter eine Helicobacter-pylori-positive Gastritis (9). In der Regel besteht die Helicobactergastritis auch noch nach Jahren; die Gastritis ist chronisch. Nach medikamentöser Eradikation von Helicobacter pylori heilt die Gastritis ab (10).

Helicobacter pylori hat eine große klinische Bedeutung, denn jeder zehnte Europäer mit einer Helicobactergastritis entwickelt schließlich ein rezidivierendes Ulcus duodeni (11). Im Fall von Herrn Grimmer stellt sich die Frage, ob die Helicobacter-pylori-positive Gastritis für die ulkusartigen Symptome verantwortlich ist (12, 13).

Insgesamt klagt nur einer von drei Individuen mit einer Oberflächengastritis über dyspeptische Symptome. Andererseits sind dyspeptische Patienten etwas häufiger Träger von Helicobacter pylori als Gesunde (14). Somit ist es wahrscheinlich, daß Helicobacter pylori bei einer Untergruppe von Dyspepsie-Patienten für die Beschwerden mitverantwortlich ist (15–17). Der Mechanismus, welcher zu den Beschwerden führt, ist unbekannt (18). Es wäre denkbar, daß die Gastritis zu einer Motilitätsstörung führt.

7 Pathophysiologie des Ulkus-Typs 73

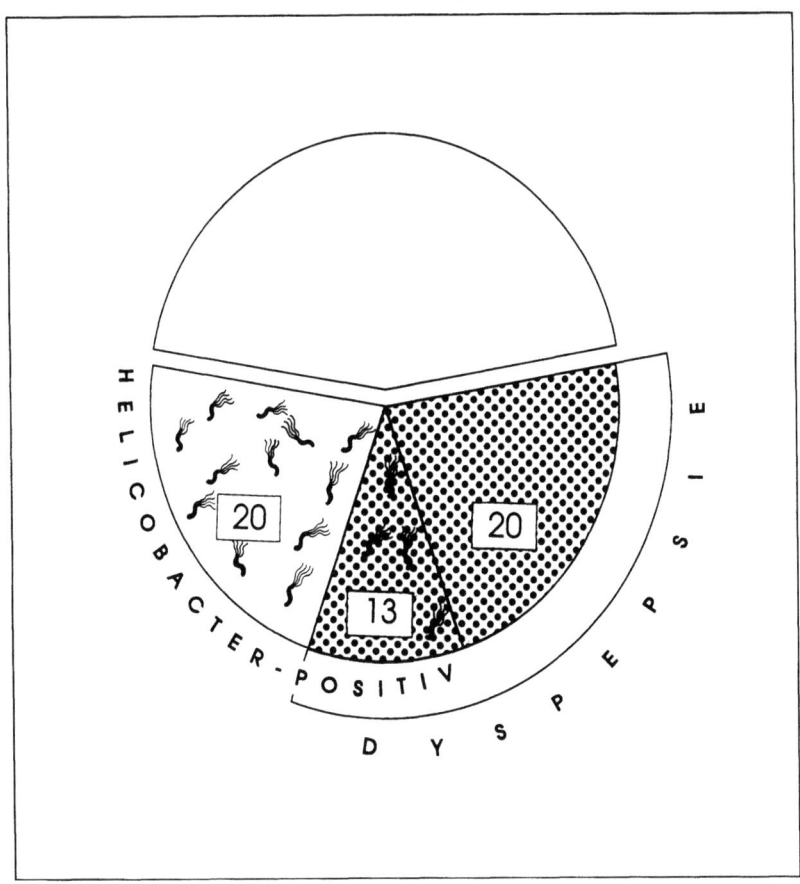

Abb. 7.4: Helicobacter-pylori-Infektion und Dyspepsie in der Schweiz
Die Zahlen beziehen sich auf die mittleren Erwartungswerte bei 100 erwachsenen Schweizern. Beispielsweise leiden 33 von 100 Schweizern an einer Dyspepsie

Andere Ursachen ulkusartiger Beschwerden

Exogene Noxen

Dyspeptische Beschwerden sind unerwünschte Nebenwirkungen von nahezu allen Medikamenten. Besondere Bedeutung haben solche Beschwerden im Falle der nichtsteroidalen Antirheumatika (19). Diese Medikamente können Ulzera und gastrointestinale Blutungen verursachen (20, 21). Bei der Hälfte der Rheumapatienten treten unter Langzeitbehandlung dyspeptische Beschwerden auf (22). Es liegt deshalb nahe, bei diesen Patienten ein Ulkus zu vermuten. Antirheumatika-induzierte Ulzera sind jedoch oft asymptomatisch, bis sie plötzlich bluten (23). Andererseits findet sich bei den Patienten mit dyspeptischen Beschwerden nur in 20 % der Fälle ein Ulkus. Weitere 40 % zeigen Erosionen, Petechien und andere Schleimhautläsionen. Diese Läsionen sind wahrscheinlich für die Beschwerden nicht direkt verantwortlich. In 40 % der Fälle ist die Schleimhaut endoskopisch völlig normal (24–28). Der Mechanismus der durch Antirheumatika induzierten Dyspepsie ist noch weitgehend unbekannt.

Rauchen

Das Zigarettenrauchen ist ein anderer wichtiger Risikofaktor für das Auftreten von peptischen Ulzera (29). Es kann auch zu dyspeptischen Beschwerden führen. Der Mechanismus ist, wie bei den Antirheumatika, unbekannt.

Kaffee und Alkohol

Kaffee steigert die Säuresekretion des Magens, ist aber nicht direkt gastrotoxisch. Alkohol führt zunächst zu einer Reizung der Schleimhaut, erhöht dann jedoch deren Widerstandsfähigkeit. Klinisch relevante Läsionen sind nur bei Einnahmen großer Alkoholmengen zu befürchten. Im Rahmen einer unspezifischen Nahrungsmittelunverträglichkeit können jedoch auch kleinste Alkoholmengen dyspeptische Beschwerden verursachen (30). Nahrungsmittelunverträglichkeiten werden in Kap. 15, S. 131 besprochen.

7 Pathophysiologie des Ulkus-Typs 75

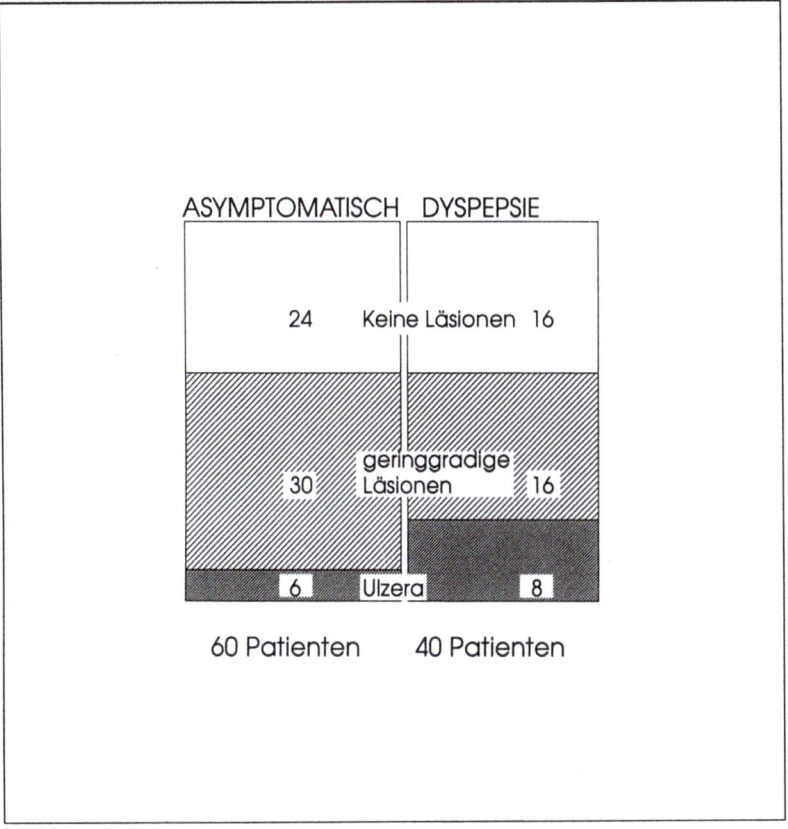

Abb. 7.5: Nichtsteroidale Antirheumatika, Dyspepsie und Ulzera
Die Abbildung zeigt die zu erwartenden Werte bei hundert Rheumapatienten, die während einer Langzeittherapie mit nichtsteroidalen Antirheumatika endoskopiert werden. Beispielsweise findet sich bei 6 asymptomatischen Patienten ein Ulkus. Eine Läsion wird als geringgradig bezeichnet, wenn sie nicht direkt für die dyspeptischen Symptome verantwortlich ist (Erosionen, Schleimhautblutungen, streifige Rötungen).

Aus der Abbildung lassen sich folgende Schlüsse ziehen:
1. Knapp die Hälfte der mit Antirheumatika langzeitbehandelten Patienten klagt über gastrointestinale Beschwerden (im Mittel 40 %).
2. Über die Hälfte der mit Antirheumatika langzeitbehandelten Patienten weist gastroduodenale Läsionen auf (im Mittel 60 %).
3. Symptomatische und asymptomatische Patienten haben gleich häufig gastroduodenale Läsionen (im Mittel je 60 %).
4. Bei einem Fünftel der gastroduodenalen Läsionen handelt es sich um Ulzera.
5. Die Hälfte der antirheumatikainduzierten Ulzera ist asymptomatisch. Die Wahrscheinlichkeit, ein Ulkus zu finden, ist bei einem symptomatischen Patienten größer als bei einem asymptomatischen Patienten (20 % versus 10 %)

Duodenogastrischer Reflux

Der duodenogastrische Reflux wird vielfach als Ursache von Dyspepsie und Mukosaläsionen genannt, da Gallensäuren die Magenmukosa schädigen können (31, 32). Bei dyspeptischen Patienten wird, wie bei Gesunden, ein duodeno-gastrischer Reflux beobachtet (33). Dieser Reflux ist im Mittel nicht verstärkt (34, 35). Eine pathophysiologische Bedeutung dieses Refluxes ist nur in Fällen nach einer Magenoperation erwiesen (36).

Säuresekretion

Eine Hyperazidität wird oft als Ursache für dyspeptische Beschwerden, vor allem für die Dyspepsie des Ulkus-Typs, angenommen. Die Säuresekretion dyspeptischer Patienten ist jedoch im Mittel normal (37). Schmerz durch Säurereizung ist im Oesophagus bekannt (38). Dagegen reagiert die gesunde Schleimhaut des Magens und des Duodenums auf Säurereizung nicht mit Schmerz. Es wäre höchstens denkbar, daß durch eine Motilitätsstörung eine verlängerter Kontakt zwischen Säure und Schleimhaut entsteht (39). Die Entwicklung einer Säureüberempfindlichkeit bei Gastritis ist eine unbewiesene Hypothese. Die therapeutische Wirkung von Säurehemmern läßt einen solchen Mechanismus vermuten.

Literatur

Ausgewählte Arbeiten von besonderem Interesse

McKinlay AW, Upadhyay R, Gemmell CG, Russell RI (1990) Helicobacter pylori: bridging the credibility gap. Gut 31:940–945.
    Übersichtsarbeit; die kontroverse Rolle von Helicobacter pylori in der Pathogenese der Antrumgastritis, der Ulkuskrankheit und der funktionellen Dyspepsien wird diskutiert. Die klinische Relevanz der Helicobacter pylori-positiven Gastritis bleibt offen. 91 zitierte Arbeiten.

Barrier CH, Hirschowitz BI (1989) Controversies in the detection and management of nonsteroidal antiinflammatory drug-induced side effects of the upper gastrointestinal tract. Arthritis and Rheumatism 32:926–932.
    Übersichtsarbeit; die Verursachung gastrointestinaler Läsionen und dyspeptischer Beschwerden durch nichtsteroidale Antirheumatika wird diskutiert. Die oft fehlende Übereinstimmung zwischen Beschwerden und Läsionen wird hervorgehoben. 37 zitierte Arbeiten.

Zitierte Arbeiten

1. Swarbrick ET, Hegarty JE, Bat L, Williams CB (1980) Site of pain from the irritable bowel. Lancet ii:443–445.
2. Pounder R (1989) Silent peptic ulceration:deadly silence or golden silence? Gastroenterology 96:626–631.
3. Isenberg JI, Peterson WL, Elsahoff JD, Sandersfeld MA, Reedy TJ, Ippoliti AF, Van Deventer GM, Frankl H, Longstreth GF, Anderson DS (1983) Healing of benign gastric ulcer with low-dose anatacid or cimetidine. N Engl J Med 308:1319–1324.
4. Wolosin JD, Gertler SL, Peterson W, Sandersfeld MA, Isenberg JI (1989) Gastric ulcer recurrence: follow-up of a double-blind, placebo-controlled trial. J Clin Gastroenterol 11:12–16.
5. Boyd EJS, Penston JG, Johnston DA, Wormsley KG (1988) Does maintenance therapy keep duodenal ulcers healed? Lancet I: 1324–1327.
6. Peterson WL (1991) Helicobacter pylori and peptic ulcer disease. N Engl J Med 324: 1043–1048.
7. Thomsen LL, Gavin JB, Tasman-Jones C (1990) Relation of Helicobacter pylori to the human gastric mucosa in chronic gastritis of the antrum. Gut 31:1230–1236.
8. Britt DP, Barakat MH, Tungekar MF, Painchaud SM, Adlouni M, Kern K, Malhas L (1990) Helicobacter pylori in dyspeptic patients in Kuwait. J Clin Pathol 43:987–991.
9. Graham DY, Malaty HM, Evans DG, Evans DJ, Klein PD, Adam E (1991) Epidemiology of Helicobacter pylori in an asymptomatic population in the United States. Gastroenterology 100:1495–1501.
10. Rauws EA, Langenberg W, Houthoff HJ, Zanen HC, Tytgat GN (1988) Campylobacter pyloridis-associated chronic active antral gastritis. A prospective study of its prevalence and the effects of antibacterial and antiulcer treatment. Gastroenterology 94:33–40.
11. Crabtree JE, Taylor JD, Wyatt JI, Heatley RV, Shallcross TM, Tompkins DS, Rathbone BJ (1991) Mucosal IgA recognition of Helicobacter pylori 120 kDa protein, peptic ulceration, and gastric pathology. Lancet 338; ii:332–335.
12. Greenberg RE, Bank S (1990) The prevalence of Helicobacter pylori in nonulcer dyspepsia. Arch Intern Med 150:2053–2055.
13. Meyer B, Werth B, Beglinger C, Dill S, Drewe J, Vischer WA, Eggers RH, Bauer FE, Stalder GA (1991) Helicobacter pylori infection in healthy people: a dynamic process? Gut 32:347–350.
14. Pettross CW, Appleman MD, Cohen H, Valenzuela GE, Chandrasoma P, Laine LA (1988) Prevalence of Camoylobacter pylori and association with mucosal histology in subjects with and without upper gastrointestinal symptoms. Dig Dis Sci 33:649–653.
15. Strauss RM, Wang TC, Kelsey PB, Compton CC, Ferraro M-J, Perez-Perez G, Parsonnet J, Blaser MJ (1990) Association of Helicobacter pylori infection with dyspeptic symptoms in patients undergoing gastroduodenoscopy. Am J Med 89:464–469.
16. Deltenre M, Nyst JF, Jonas C, Glupczynski Y, Deprez C, Burette A (1989) Clinical, endoscopic and histologic findings in 1,100 patients of whom 574 were colonized by Campylobacter pylori. Gastroenterol Clin Biol 13:89B–95B.
17. Lambert JR, Dunn K, Borromeo M, Korman MG, Hansky J (1989) Campylobacter pylori: a role in non-ulcer dyspepsia? Scand J Gastroenterol [Suppl] 160P 7–13
18. Graham DY, Lidsky MD, Cox AM, Evans DJ, Evans DG, Alpert L, Klein PD, Sessoms SL, Michaletz PA, Saeed ZA (1991) Long-Term nonsteroidal antiinflammatory drug use and Helicobacter pylori infection. Gastroenterology 100:1653–1657.

19. Fries JF, Miller SR, Spitz PW, Williams CA, Hubert HB, Bloch DA (1989) Toward an epidemiology of gastropathy associated with nonsteroidal antiinflammatory drug use. Gastroenterology 96:647–655.
20. Laporte J-R, Carn X, Vidal X, Moreno V, Juan J (1991) Upper gastrointestinal bleeding in relation to previous use of analgesics and non-steroidal anti-inflammatory drugs. Lancet 337:85–89.
21. Hawkey CJ (1990) Non-steroidal anti-inflammatory drugs and peptic ulcers. BMJ 300:278–284.
22. Larkai EN, Smith JL, Lidsky MD, Sessoms SL, Graham DY (1989) Dyspepsia in NSAID users: the size of the problem. J Clin Gastroenterol 11:158–162.
23. Armstrong CP, Blower ALN (1987) Non-steroidal anti-inflammatory drugs and life threatening complications of peptic ulceration. Gut 28:527–532.
24. Caruso I, Bianchi Porro G (1980) Gastroscopic evaluation of anti-inflammatory agents. BMJ 280:75–78.
25. Shallcross TM, Heatley RV (1990) Effect of non-steroidal anti-inflammatory drugs on dyspeptic symptoms. BMJ 300:368–369.
26. Collins AJ, Davies J, Dixon SJ (1986) Contrasting presentation and findings between patients with rheumatic complaints taking nonsteroidal anti-inflammatory drugs and a general population referred for endoscopy. Br J Rheumatol 25:50–53.
27. Skander MP, Ryan FP (1988) Non-steroidal anti-inflammatory drugs and pain free peptic ulceration in the elderly. BMJ 297:833–834.
28. Jaszewski R (1990) Frequency of gastroduodenal lesions in asymptomatic patients on chronic aspirin or nonsteroidal antiinflammatory drug therapy. J Clin Gastroenterol 12:10–13.
29. Katschinski BD, Goebell H, Arnold R, Classen M, Fischer M, Witzel L, Blum AL (1991) Smoking as a risk factor for slow duodenal ulcer healing. Europ Gastroenterol Hepatol 3: 443–447.
30. Burbige EJ, Lewis DR, Halsted CH (1984) Alcohol and the gastrointestinal tract. Med Clin North America 68:77–89.
31. Meshkinpour H, Marks JW, Schoenfield LJ, Bonnoris GG, Carter S (1980) Reflux gastritis syndrome: mechanism of symptoms. Gastroenterology 79:1283–1287.
32. Sobala GM, King RFG, Axon ATR, Dixon MF (1990) Reflux gastritis in the intact stomach. J Clin Pathol 43:303–306.
33. Bost R, Hostein J, Valenti M, Bonaz B, Payen N, Faure H, Fournet J (1990) Is there an abnormal fasting duodenogastric reflux in nonulcer dyspepsia? Dig Dis Sci 35:193–199.
34. Mearin F, Rodriguez R, Cucala M, Malagelada JR (1990) Is duodenogastric reflux a pathogenic factor in chronic functional dyspepsia? Gastroenterology 98:A88. (Abstract)
35. Watson RG, Love AH. Intragastric bile acid concentrations are unrelated to symptoms of flatulent dyspepsia in patients with and without gallbladder disease and postcholecystectomy. Gut 1987; 28:131–136.
36. Blum AL, Heading R, Müller-Lissner S, Olbe L (1989) Is duodenogastric reflux clinically relevant?. Gastroenterology Intl 2:3–8.
37. Collen MJ, Loebenberg MJ (1989) Basal gastric acid secretion in nonulcer dyspepsia with or without duodenitis. Dig Dis Sci 34:246–250.
38. Joffe SN, Primrose JN (1983) Pain provocation test in peptic duodenitis. Gastrointestinal Endoscopy 29:282–284.
39. Kerrigan DD, Read NW, Houghton LA, Taylor ME, Johnson AG (1991)' Disturbed gastroduodenal motility in patients with active and healed duodenal ulceration. Gastroenterology 1991; 100:892–900.

8 Pathophysiologie des Biliär-Typs

Klinik

Die rechtsseitigen Oberbauchschmerzen von Frau Biliardi lassen an eine biliäre Erkrankung denken. Eine organische Erkrankung der Gallenwege konnte bei der Patientin nicht nachgewiesen werden. Funktionsstörungen der ableitenden Gallenwege können ebenfalls solche Oberbauchschmerzen verursachen.

Physiologie und Pathophysiologie der Gallenwegsmotilität

Die Motilität der Gallenwege dient der Speicherung der Galle während der interdigestiven Phase und dem Einleiten der Galle ins Duodenum während der postprandialen Phase (1).

In der postprandialen Phase kommt es unter dem Einfluß des Hormons Cholezystokinin zu einer Kontraktion der Gallenblase. Je nach Zusammensetzung der Nahrung werden bis zu zwei Drittel des Gallenblasenvolumens innerhalb einer halben Stunde nach Einnahme der Mahlzeit entleert. Der Übertritt der Galle in das Duodenum wird durch den Sphincter Oddi kontrolliert. Cholezystokinin führt zu einer Erschlaffung des Sphinkters. Dadurch kann die Galle ins Duodenum abfließen.

Motorische Aktivität im Nüchternzustand

Der Sphinkter Oddi weist im Nüchternzustand einen geringen basalen Druck auf. Von wesentlich größerer Bedeutung sind peristaltische, vorwiegend anterograd orientierte Kontraktionen mit einer Frequenz von zirka 5 pro Minute (2). Auch die Gallenblase kontrahiert sich im Nüchternzustand, vorwiegend bei Eintreffen des interdigestiven Motorkomplexes im Duodenum (3). Wahrscheinlich hat diese motorische Nüchternaktivität der Gallenblase und des Gallengangschließmuskels, wie der interdigestive migratorische Motorkomplex, eine Selbstreinigungsfunktion. Der interdigestive migratorische Motorkomplex wird in Kap. 4, S. 35 besprochen.

Mechanismus des biliären Schmerzes

Unter Versuchsbedingungen kann gezeigt werden, daß die kurzdauernde Überdehnung der extrahepatischen Gallenwege mit einem Ballon zu rechtsseitigen Oberbauchschmerzen führt (4). Eine solche Überdehnung kann auch durch eine organische oder funktionelle Behinderung des Gallenflusses zustandekommen (5). Funktionsstörungen des Sphinkter Oddi könnten theoretisch einen Gallenrückstau bewirken. Es wäre daher vorstellbar, daß eine solche Funktionsstörung die Ursache der Beschwerden von Frau Biliardi ist. Die Existenz einer biliären Dyspepsie aufgrund einer Dyskinesie des Sphinkter Oddi ist jedoch nicht gesichert (6). Es ist bisher nicht gezeigt worden, daß eine Korrektur solcher Dyskinesien die Beschwerden bessert. Eine Ausnahme sind die Fälle mit einem erhöhten Basaldruck des Sphinkter Oddi. In diesen Fällen nehmen wir jedoch eine organische Läsion, beispielsweise eine Sphinktersklerose, an.

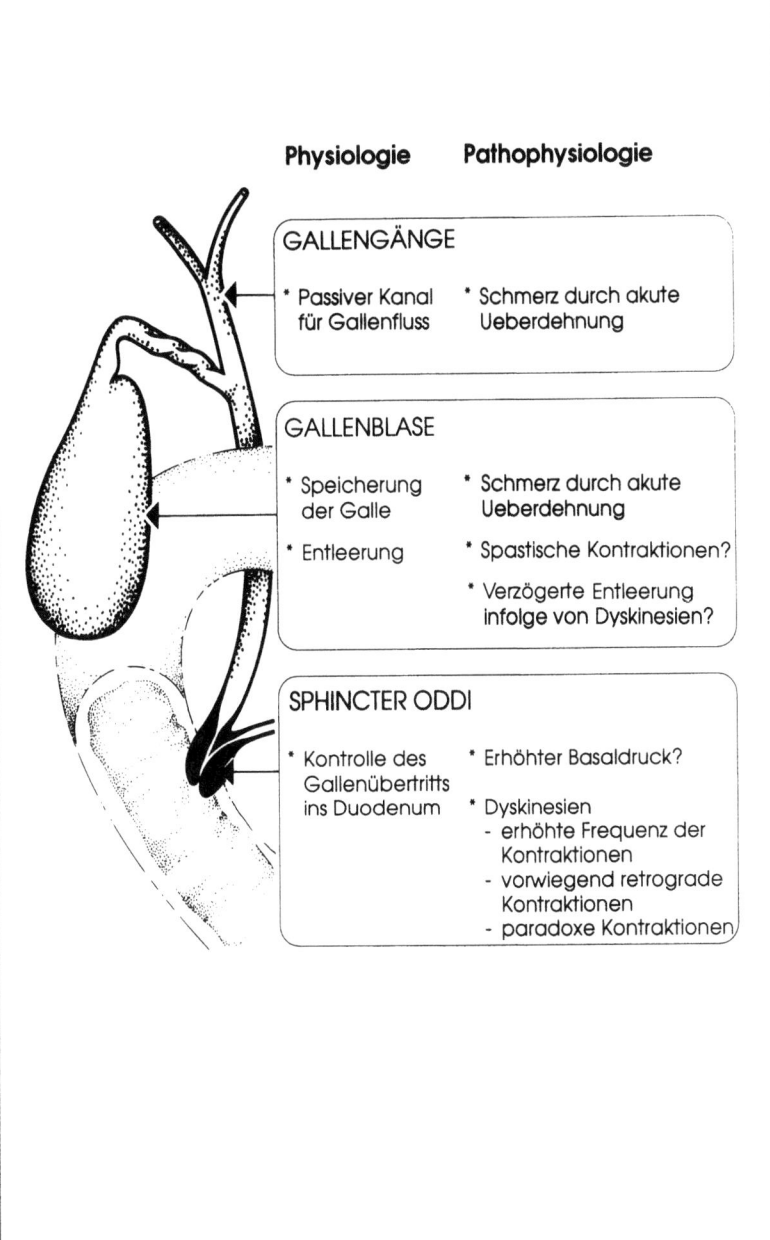

Abb. 8.1: **Pathophysiologie der Gallenwegsmotilität**

Funktionsstörungen der Gallenwege

Zwei Arten von manometrischen Anomalien des Sphinkter Oddi sind bislang beschrieben worden:

1. Ein pathologisch erhöhter Basaldruck
2. Dyskinesien

Bei pathologisch erhöhtem Basaldruck besteht stets der Verdacht auf eine Stenose oder Sklerose der Papille (7). Die Diagnose einer reinen Funktionsstörung kann somit in diesen Fällen nicht sicher gestellt werden. Durch den Sphinkter Oddi verursachte, objektivierbare Dyskinesen sind durch eine erhöhte Frequenz, einen vorwiegend retrograden Verlauf der interdigestiven Kontraktionen und eine paradoxe Reaktion auf Cholezystokinin mit Kontraktion statt Relaxation charakterisiert (8)..

Ob primäre Störungen der Gallenblasenmotilität zu dyspeptischen Beschwerden führen, ist unklar (9). Eine verzögerte Entleerung der Gallenblase kann bei einem Teil der Patienten mit funktioneller Dyspepsie gemessen werden. Die klinische Relevanz dieser Beobachtung ist jedoch offen. Die anhaltende Überdehnung der Gallenblase verursacht im Gegensatz zur akuten Überdehnung keine Schmerzen. Spastische Kontraktionen der Gallenblase als Ursache einer funktionellen Dyspepsie sind bisher noch nie beobachtet worden.

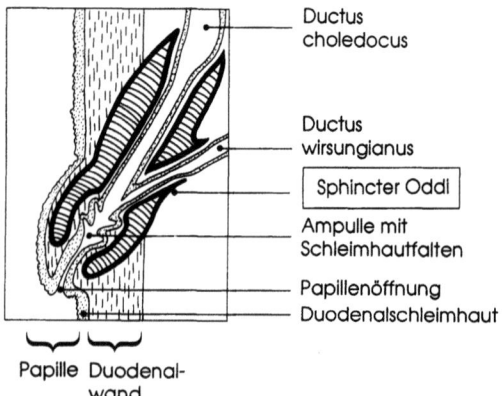

8 Pathophysiologie des Biliär-Typs 83

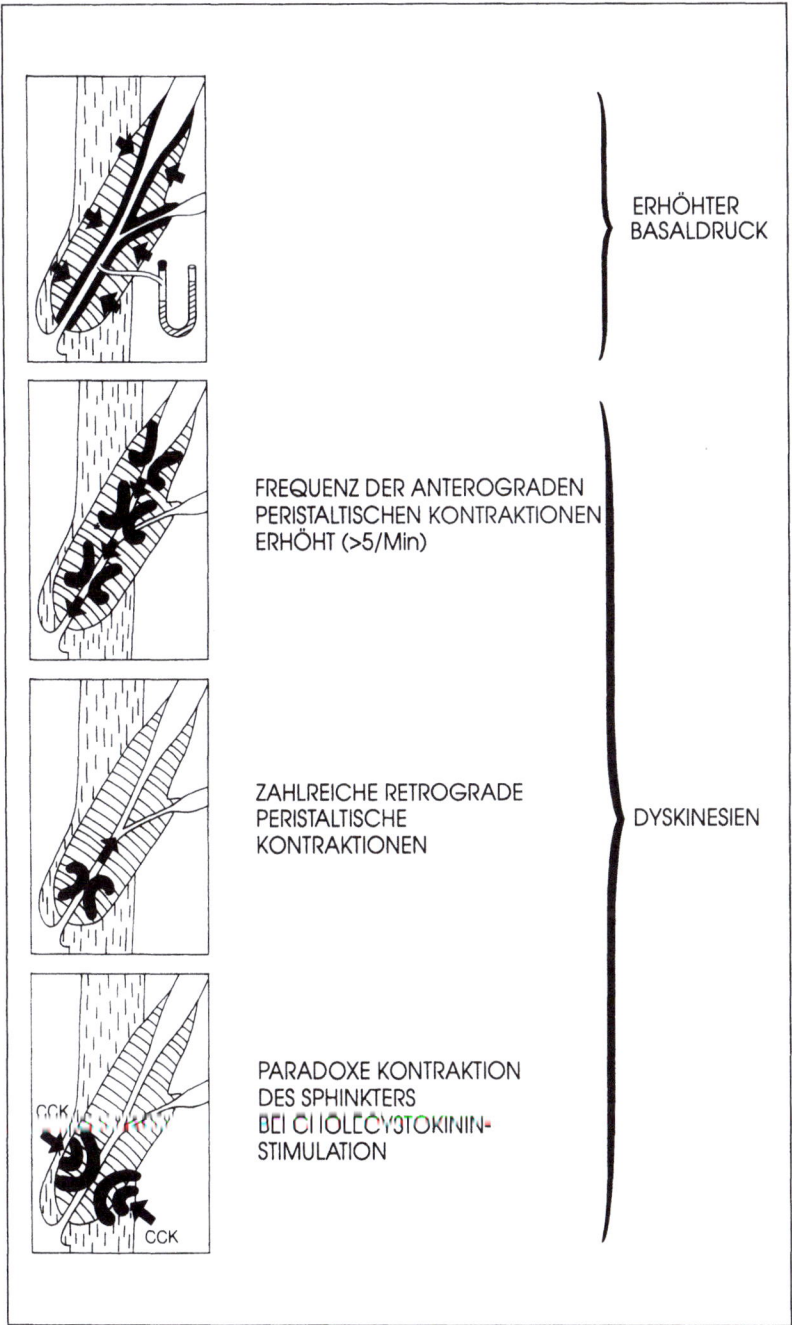

Abb. 8.2: Pathophysiologie der Sphinkter-Oddi-Dysmotilität

Literatur

Ausgewählte Arbeiten von besonderem Interesse

Toouli J (1989) What is sphincter of Oddi dysfunction? Gut 30: 753-761.
Übersichtsarbeit; die normale und gestörte Funktion sowie die Untersuchungstechniken des Sphincter Oddi werden diskutiert. Diese Beobachtungen lassen die Entwicklung einheitlicher therapeutischer Richtlinien nicht zu. 34 zitierte Arbeiten.

Geenen JE, Hogan WJ, Dodds WJ, Toouli J, Venu RP (1989) The efficacy of endoscopic sphincterotomy after cholecystectomy in patients with sphincter-of-Oddi dysfunction. N Engl J Med 320:82-87.
Kontrollierte randomisierte klinische Einfachblindstudie; bei erhöhtem Basaldruck des Sphincter Oddi bewirkt die endoskopische Sphinkterotomie langfristig eine objektive und subjektive Verbesserung. Es ist unklar, ob es sich bei den Fällen mit erhöhtem Basaldruck um Funktionsstörungen oder organische Läsionen (z.B. Papillensklerosen) gehandelt hat. 16 zitierte Arbeiten.

Zitierte Arbeiten

1. Ryan JP (1987) Motility of the gallbladder and biliary tree. In: Johnson LR., (ed.) Physiology of the Gastrointestinal Tract. Raven Press, New York pp:695–721.
2. Torsoli A, Corazziari E (1988) Biliary tract. In: Kumar D, Gustavsson S., (eds.) An Illustrated Guide to Gastrointestinal motility. John Wiley, London:175–185.
3. Toouli J, Bushell M, Stevenson G, Dent J, Wycherley A, Iannos J (1986) Gallbladder emptying in man related to fasting duodenal migrating motor contractions. Aust N Z J Surg 56:147–151.
4. Zollinger R (1932) Observations following distensions of the gallbladder and common duct in man. Proc Soc Experimental Biol Med 30:1260–1261.
5. Lasson A, Fork FT, Trägardh B, Zederfeldt B (1988) The postcholecystectomy syndrome: bile ducts as pain trigger zone. Scand J Gastroenterol 23:265–271.
6. Steinberg WM (1988) Spincter of Oddi dysfunction: a clinical controversy. Gastroenterology 95:1409–1415.
7. Liebe S, Weber J, Arendt R (1989) Endoskopische Perfusionsmanometrie: Diagnostik funktioneller biliärer Beschwerden. Z Gesamte Inn Med 44:626–630.
8. Toouli J, Roberts-Thomson IC, Dent J, Lee J (1985) Manometric disorders in patients with suspected sphincter of Oddi dysfunction. Gastroenterology 88:1234–1250.
9. Brugge WR, Brand DL, Atkins HL, Lane BP, Abel WG (1986) Gallbladder dyskinesia in chronic acalculous cholecystitis. Dig Dis Sci 1986; 31: 461–467.

9 Diagnostisches Vorgehen

Ziele

Die diagnostische Abklärung eines Patienten mit Dyspepsie verfolgt zwei Ziele:

1. Organische Krankheiten, deren Therapie die Prognose verbessert, müssen so frühzeitig wie möglich erkannt werden (12).
2. Zur Behandlung des Patienten mit funktioneller Dyspepsie sollte eine rationale Grundlage entwickelt werden (3).

Anamnese

Das Erheben der Anamnese als erster Schritt der diagnostischen Abklärungen ist aus 4 Gründen entscheidend:

1. Vertrauensbasis

Im Gespräch entsteht die für die weitere Betreuung notwendige Vertrauensbasis zwischen Arzt und Patient. Es ist unerläßlich, daß der Patient sich ernst genommen fühlt und seine Beschwerden frei erzählen kann. Vielen Patienten bereitet es Mühe, ihre abdominellen Beschwerden genau zu beschreiben. Erst bei Versiegen des Redeflusses sind gezielte Fragen zur Präzisierung und Klärung des Krankheitsverlaufs notwendig.

Für die Betreuung des Patienten sind Kenntnisse seiner psychischen und sozialen Situation von Bedeutung. Aus diesen Angaben soll das bisherige Krankheitsverständnis des Patienten hervorgehen (4). Beispielsweise kann eine nicht erwähnte Angst vor einer bösartigen Erkrankung das Hauptmotiv eines Arztbesuches sein (5). Patienten mit funktionellen Dyspepsien berichten zudem oft über sexuelle Probleme, wenn sie danach gefragt werden. Nur in einer Vertrauensbeziehung können diese Themenkreise erörtert werden (6).

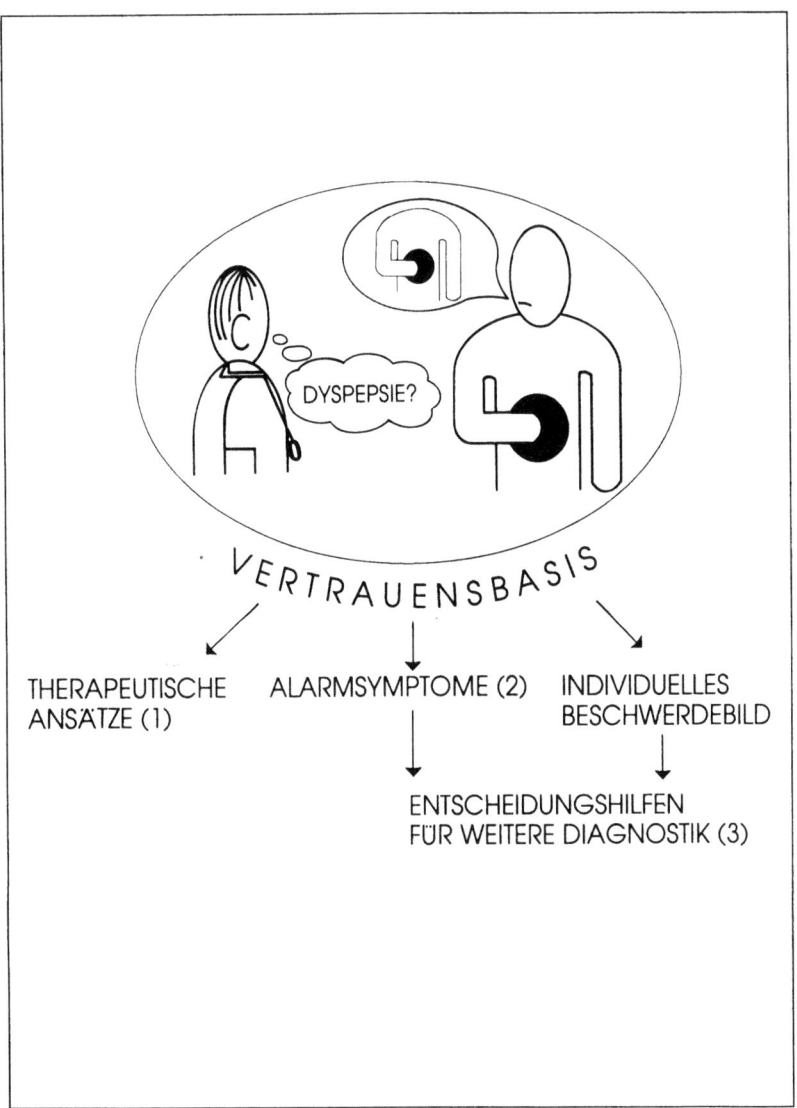

Abb. 9.1: Bedeutung der Anamnese für das diagnostische Vorgehen
(*1*) Nahrungsmittelintoleranzen
   Psychosoziale Faktoren
(*2*) Fieber, Ikterus, starker ungewollter Gewichtsverlust, rasches Fortschreiten der Symptome, Blutungen, Dysphagie
(*3*) Die Diagnostik wird in den Kapiteln 10–14 (S. 96, 106, 114, 122 und 128) besprochen

2. Alarmsymptome

Symptome, die für eine organische Krankheit sprechen und einer raschen Abklärung bedürfen, sind Fieber, Ikterus, starker ungewollter Gewichtsverlust, gastrointestinale Blutungen, Dysphagie und rasches Fortschreiten neu aufgetretener Symptome. In diesen Fällen ist eine sofortige Abklärung zur Identifikation oder zum zuverlässigen Ausschluß einer organischen Ursache indiziert.

Bei Fehlen von Alarmsymptomen ist die Unterscheidung von organischen und funktionellen Dyspepsien aufgrund der Anamnese schwierig (7). So lassen sich die Intensität, die Lokalisation und die Einstrahlung der Oberbauchbeschwerden schlecht zur Unterscheidung zwischen einer organischen und einer funktionellen Genese verwerten (8). Beispiele hierfür sind die Fälle von Frau Biliardi und Herrn Grimmer.

Das Vorhandensein von jahrelangen unregelmäßig auftretenden dyspeptischen Symptomen mit gleichzeitigen multiplen nichtgastrointestinalen Beschwerden läßt sich hingegen diagnostisch interpretieren. Ein solches Beschwerdebild bei gutem Allgemeinzustand spricht, wie im Falle von Frau Mischler, für eine funktionelle Krankheit (9). Eine Neubeurteilung der Situation ist jedoch bei Änderungen des Krankheitsverlaufs angezeigt. Auch Patienten mit einer funktionellen Dyspepsie können an einem organischen Leiden erkranken. Die Diagnose einer funktionellen Dyspepsie schließt deshalb ein organisches Leiden nicht aus.

3. Individuelles Beschwerdebild

Aufgrund des individuellen Beschwerdebildes werden die diagnostischen Untersuchungen angeordnet. Dies wird in den Kap. 10-14 (S. 96, 106, 114, 122 und 128) besprochen.

Spielt das Alter für die Indikationsstellung zur Abklärung eine Rolle (10)? Bei älteren Patienten werden Untersuchungen zur Erfassung einer organischen Krankheit häufiger durchgeführt, da diese Erkrankungen im Alter an Häufigkeit zunehmen. Bei jüngeren Patienten sind organische Ursachen seltener, und zahlreiche negative Befunde sind daher die Regel.

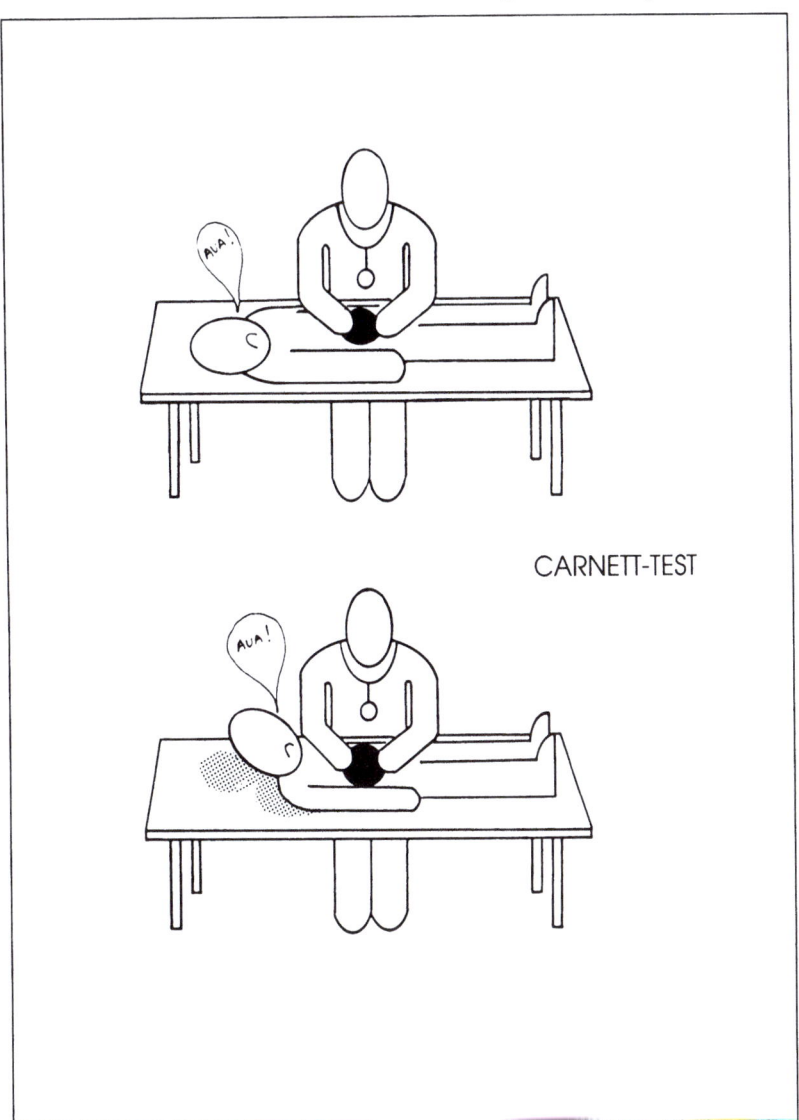

Abb. 9.2: Körperliche Untersuchung bei Dyspepsie
Die körperliche Untersuchung ist bei Dyspepsie selten ergiebig. Eindeutige körperliche Befunde wie palpable Tumoren oder Organvergrößerungen werden umgehend weiter abgeklärt. Gelegentlich stellt der Carnett-Test eine Hilfe dar. er gibt Hinweise auf einen parietalen oder viszeralen Ursprung der Oberbauchschmerzen. Wenn ein abdominaler Druckschmerz auch bei angespannten Bauchmuskeln empfunden wird, liegt der Ursprungsort des Schmerzes wahrscheinlich in der Bauchwand. Die Ursache solcher Schmerzen ist in der Regel eine Verspannung der Abdominalmuskeln, in seltenen Fällen eine entzündliche Erkrankung mit Beteiligung des parietalen Peritoneums

Andererseits dürfen gerade bei jungen Patienten Krankheiten, deren Prognose entscheidend durch die Therapie beeinflußt wird, nicht übersehen werden. Ein Beispiel hierfür ist das Magenfrühkarzinom. Das Alter ist deshalb bei der Indikationsstellung zu weiteren Abklärungen nicht unbedingt ausschlaggebend.

4. Hinweise für die Therapie

Therapeutisch wichtige Informationen werden durch die Anamnese erarbeitet. Das Erfassen von Nahrungsmittelunverträglichkeiten ist die Grundlage für diätetische Maßnahmen und wird in Kap. 15, S. 136 besprochen. Die Identifizierung von psychischem Streß und exogenen gastrotoxischen Noxen erlaubt ebenfalls therapeutische Ansätze.

Diagnostische Maßnahmen

Anamnese und klinische Untersuchung (11) sind die Basis des weiteren diagnostischen Vorgehens. Die Diagnostik besteht aus 4 Gruppen von Maßnahmen. Diese können einzeln oder kombiniert durchgeführt werden.

Zeitplan

Die theoretische Forderung, daß erst im Anschluß an die diagnostischen Maßnahmen eine Therapie angezeigt ist, erweist sich in der Praxis als undurchführbar. Die Reihenfolge von diagnostischen und therapeutischen Schritten läßt sich nicht durch eine einfache Strategie festlegen. Es wird eine der beiden folgenden Optionen gewählt:

1. Nicht dringliche diagnostische Maßnahmen werden geplant; gleichzeitig wird eine provisorische Therapie eingeleitet (12, 13).

2. Zunächst wird eine probatorische Therapie verordnet. Spezielle diagnostische Maßnahmen werden erst bei Nichtansprechen ergriffen (14, 15).

Wenn Anamnese, klinische Untersuchung und einfache Laborergebnisse auf eine organische Krankheit hinweisen, werden entsprechende Abklärungsuntersuchungen eingeplant. Zur Überbrückung der Zeit bis zu diesen Abklärungen wird dem Patienten eine *provisorische* Therapie verordnet.

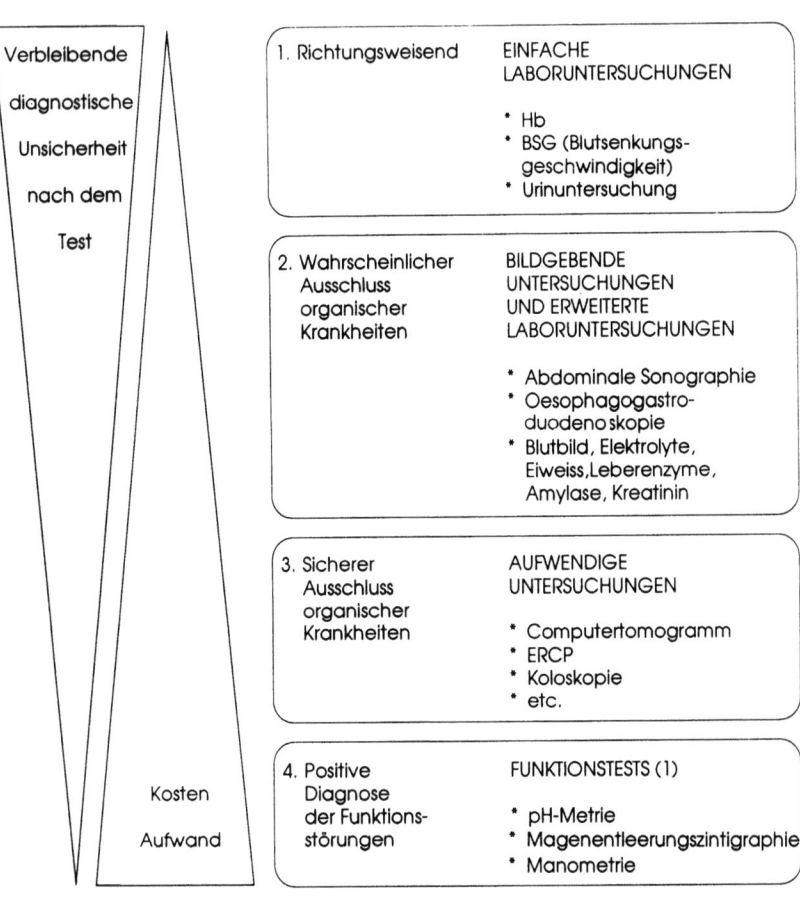

Abb. 9.3: Diagnostische Maßnahmen und deren Bedeutung bei Dyspepsie
(*1*) Funktionstests werden in den Kapiteln 10, S. 100 und 11, S. 108 besprochen

Probatorische Therapie und Diagnose ex juvantibus

Resultieren aus der Anamnese und der klinischen Untersuchung keine Hinweise auf eine organische Krankheit, wird eine kurmäßige *probatorische Therapie* mit einem der Medikamente der ersten Wahl durchgeführt. Diese Medikamente werden in Kap. 17 besprochen. Nach 2 Wochen wird die erste Erfolgskontrolle durchgeführt.

Ist bei gutem Ansprechen auf diese Behandlungen eine Diagnose ex juvantibus möglich (16)? Dies ist nicht der Fall. Die Richtigkeit der Verdachtsdiagnose wird durch die Wirksamkeit der probatorischen Therapie nicht bewiesen. Auch durch eine Plazebobehandlung werden weit über 50 % der dyspeptischen Patienten vorübergehend beschwerdefrei. Zudem sind säurehemmende, aber auch motilitätsfördernde Behandlungen und gelegentlich sogar Plazebobehandlung bei Ulzera und anderen organischen Krankheiten gut wirksam.

Spricht ein Patient auf die 2wöchige probatorische Therapie nicht an, muß eine organische Ursache durch entsprechende Untersuchungen ausgeschlossen werden.

Sind bei Ausschluß einer organischen Ursache von dyspeptischen Beschwerden zusätzliche Abklärungen indiziert? Solche Maßnahmen können, wie in den Kap. 10-14 (S. 96, 106, 114, 122 und 128) besprochen, in gewissen Fällen nützlich sein. Die positive Diagnose von funktionellen Dyspepsien durch Funktionstests ist ein wünschenswertes Ziel. Solche Tests stehen in speziell eingerichteten Zentren zur Verfügung und gehören nicht zur klinischen Routine. Sie werden nur in Ausnahmefällen durchgeführt. Die Funktionstests erlauben es, einen diagnostischen Schlußpunkt zu setzen und bilden eine rationale Grundlage zur weiteren medikamentösen Behandlung, wie dies bei Herrn Saurer der Fall ist. Obwohl gewissen Patienten die Angst vor einer schweren Krankheit durch den Ausschluß einer organischen Ursache ihrer Beschwerden genommen werden kann, ist in anderen Fällen erst durch die Objektivierung einer Funktionsstörung eine optimale Betreuung möglich. Das bessere Verständnis der Krankheit führt zur Akzeptanz der Beschwerden. Mit einer guten diagnostischen Ausbeute solcher Untersuchungen kann dann gerechnet werden, wenn ein umschriebenes Leitsymptom wie Sodbrennen oder postprandiales Völlegefühl vorliegt. Bei Patienten mit zahlreichen unterschiedlichen, gleichzeitig vorhandenen Beschwerden, wie bei Frau Mischler, sind Funktionstests wenig ergiebig.

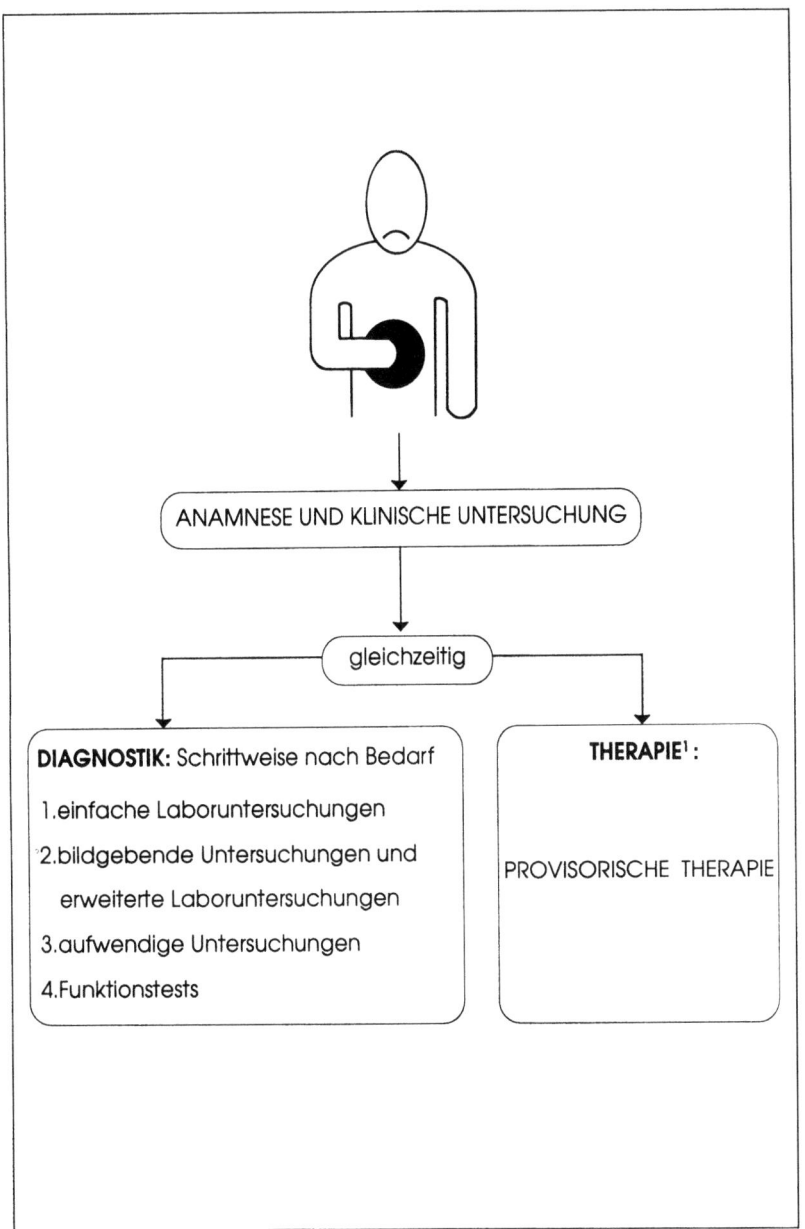

Abb. 9.4: Diagnostisches Vorgehen bei Dyspepsie: Option 1
(1) Die allgemeine Therapie sowie die Medikamentenwahl werden in den Kapiteln 16, S. 140 und 17, S. 148 besprochen. Die Auswirkungen des diagnostischen Vorgehens auf die Therapie und umgekehrt sind in der Abbildung nicht dargestellt, sondern werden im Text diskutiert

Literatur

Zitierte Arbeiten

1. Lawrence M, Shiu MH(1991) Early gastric cancer. Twenty-eight-year experience. Ann Surg 213:327–334.
2. Hallissey MT, Allum WH, Jewkes AJ, Ellis DJ, Fielding JW(1990) Early detection of gastric cancer. BMJ 301:513–515.
3. Heatley RV, Rathbone BJ (1987) Dyspepsia: a dilemma for doctors? Lancet 2:779–782.
4. Kingham JG, Fairclough PD, Dawson AM (1983) What is indigestion? J R Soc Med 76:183–186.
5. Lydeard S, Jones R (1989) Factors affecting the decision to consult with dyspepsia: comparison of consulters and non-consulters. J R Coll Gen Pract 39:495–498.
6. Drossman DA, Leserman J, Nachman G, Li Z, Gluck H, Toomey TC, Mitchell CM(1990) Sexual and physical abuse in women with functional or organic gastrointestinal disorders. Ann Intern Med 113:828–833.
7. Talley NJ, McNeil D, Piper DW (1987) Discriminant value of dyspeptic symptoms: a study of the clinical presentation of 221 patients with dyspepsia of unknown cause, peptic ulceration, and cholelithiasis. Gut 28:40–46.
8. Horrocks JC, de Dombal FT (1978) Clinical presentation of patients with dyspepsia. Detailed symptomatic study of 360 patients. Gut 19:19–26.
9. Maxton DG, Morris J, Whorwell PJ (1991) More accurate diagonsis of irritable bowel syndrome by the use of 'non-colonic' symptomatology. Gut 32:784–786.
10. Williams B, Luckas M, Ellingham JH, Dain A, Wicks AC (1988) Do young patients with dyspepsia need investigation? Lancet 2:1349–1351.
11. Abdominal wall tenderness test: could Carnett cut costs? (1991) Lancet 337:i:1134.
12. Brown C, Rees WD (1990) Dyspepsia in general practice. BMJ 300:829–830.
13. Goodson JD, Lehmann JW, Richter JM, Read JL, Atamian S. (1989) Is upper gastrointestinal radiography necessary in the initial management of uncomplicated dyspepsia? A randomized controlled trial comparing empiric antacid therapy plus patient reassurance with traditional care. J Gen Intern Med 4:367-374.
14. Conry BG, McLean AM, Farthing MJ (1989) . Diagnostic and therapeutic efficacy of barium meal examination: a prospective evaluation in general practice. BMJ 299:1443–1445.
15. Alvisi V, Tralli M, Loponte A, D Ambrosi A, Pavani F, Ruina M (1982) Ursodeoxycholic acid in the treatment of dyspeptic-painful disorders of biliary origin: report of a controlled multicenter study. Clin Ter 100:21–33.
16. Fahrländer H(1985) . Diagnose ex juvantibus. In: Blum AL, Siewert JR, Ottenjann R, Lehr L., (eds.) Aktuelle gastroenterologische Diagnostik. Springer, Berlin Heidelberg New York, 124-130.

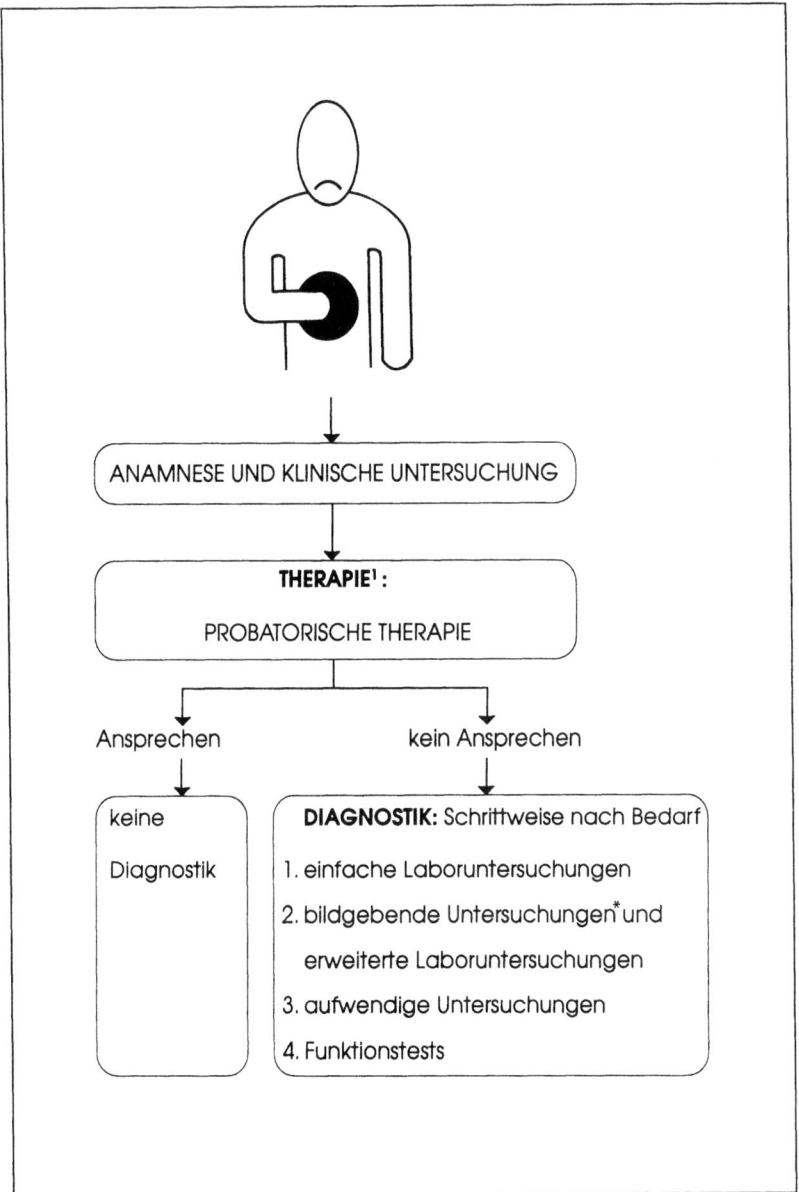

Abb. 9.5: Diagnostisches Vorgehen bei Dyspepsie: Option 2
(*1*) Die allgemeine Therapie sowie die Medikamentenwahl werden in den Kapiteln 16, S 140 und 17, S. 148 besprochen. Die Auswirkungen des diagnostischen Vorgehens auf die Therapie und umgekehrt sind in der Abbildung nicht dargestellt, sondern werden im Text diskutiert.
* Ösophago-Gastro-Duodenoskopie und Abdomen-Sonographie

10 Diagnose des Reflux-Typs

Klinik

Die Symptome retrosternales Brennen und saure Regurgitationen in den Mund, wie sie Herr Saurer beschreibt, sind pathognomonisch für einen gastrooesophagealen Reflux (1).

Alarmsymptome wie Dysphagie oder Blutung müssen umgehend zu einer Abklärung führen. Da bei Herrn Saurer solche Symptome fehlen, ist zunächst eine probatorische Therapie mit 300 mg Ranitidin abends durchgeführt worden.

Bei der Verlaufskontrolle nach 2 Wochen haben sich die Beschwerden von Herrn Saurer zwar gebessert, treten aber weiterhin auf. Damit besteht eine Indikation zur Abklärung.

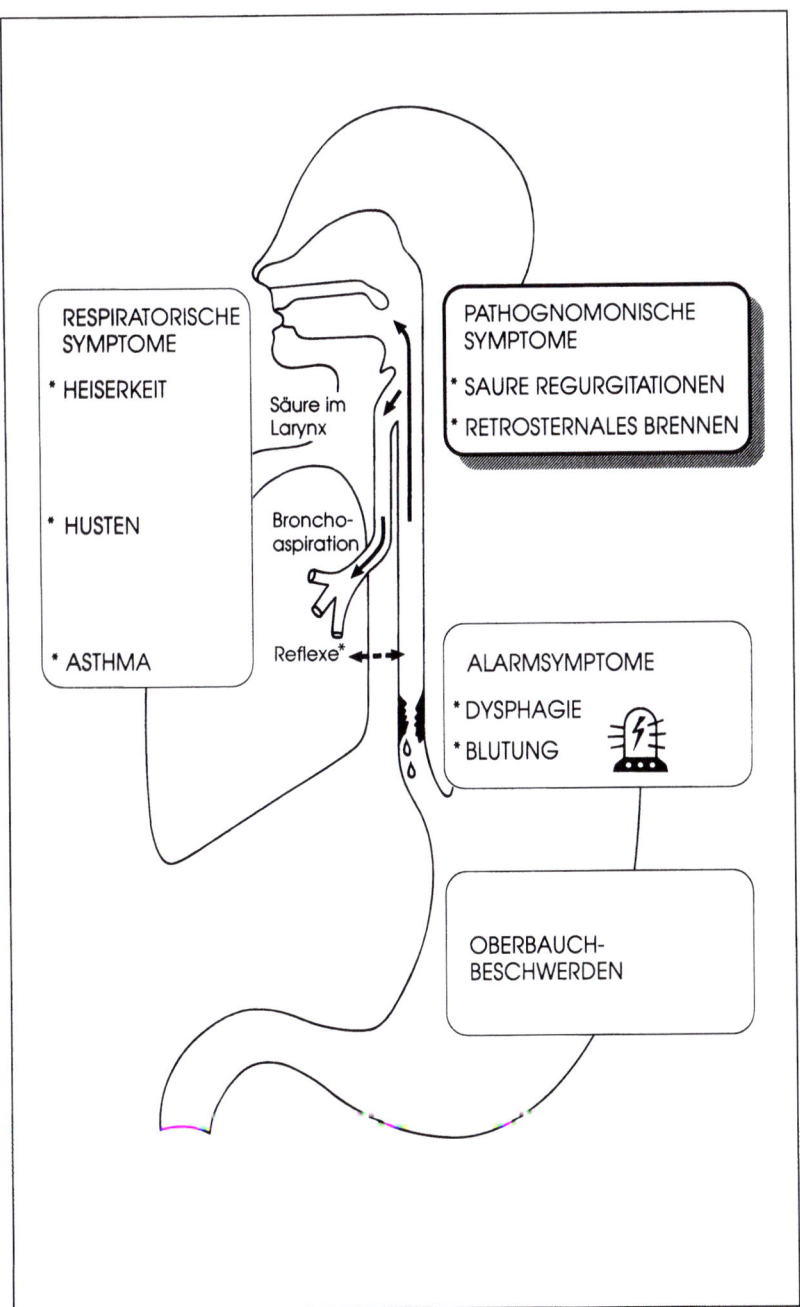

Abb. 10.1: Symptome bei gastrooesophagealem Reflux
* Gastroösophagealer Reflux, ⟷ Bronchospasmus

Ziele der diagnostischen Untersuchungen

Durch die diagnostischen Untersuchungen sollen folgende Fragen beantwortet werden:

1. Besteht eine Oesophagitis?
2. Ist ein pathologischer gastrooesophagealer Reflux vorhanden?
3. Sind die Symptome durch einen gastrooesophagealen Reflux oder eine andere Ursache bedingt (2)?

Endoskopie

Die Endoskopie des oberen Gastrointestinaltraktes erlaubt, die morphologischen Folgen des gastrooesophagealen Refluxes zu erkennen. Die Primärläsion der Oesophagitis ist die Erosion. Der Endobrachyoesophagus und seine Folgen, das heißt Ulzera und peptische Stenosen, sind Zeichen einer fortgeschrittenen Erkrankung (3). Das Adenokarzinom ist eine gefürchtete Komplikation des Endobrachyoesophagus.

Die bei Herrn Saurer durchgeführte Endoskopie zeigt makroskopisch unauffällige Befunde. Aus folgenden Gründen sind keine Biopsien aus dem distalen Oesophagus entnommen worden:

Bei der Refluxkrankheit ohne makroskopisch erkennbare Oesophagitis kann die histologische Untersuchung eine Elongation der Stroma-Papillen und ein granulozytäres Infiltrat der Lamina propria zeigen (4). Es handelt sich dabei um fokale Veränderungen der Mukosa, die nur durch einen Teil der Biopsien faßbar sind. Solche histologischen Befunde werden zudem auch bei Gesunden festgestellt (5). Der Wert von Biopsien bei normalem makroskopischem Mukosabefund ist deshalb, außer im Falle einer wissenschaftlich motivierten Studie, umstritten.

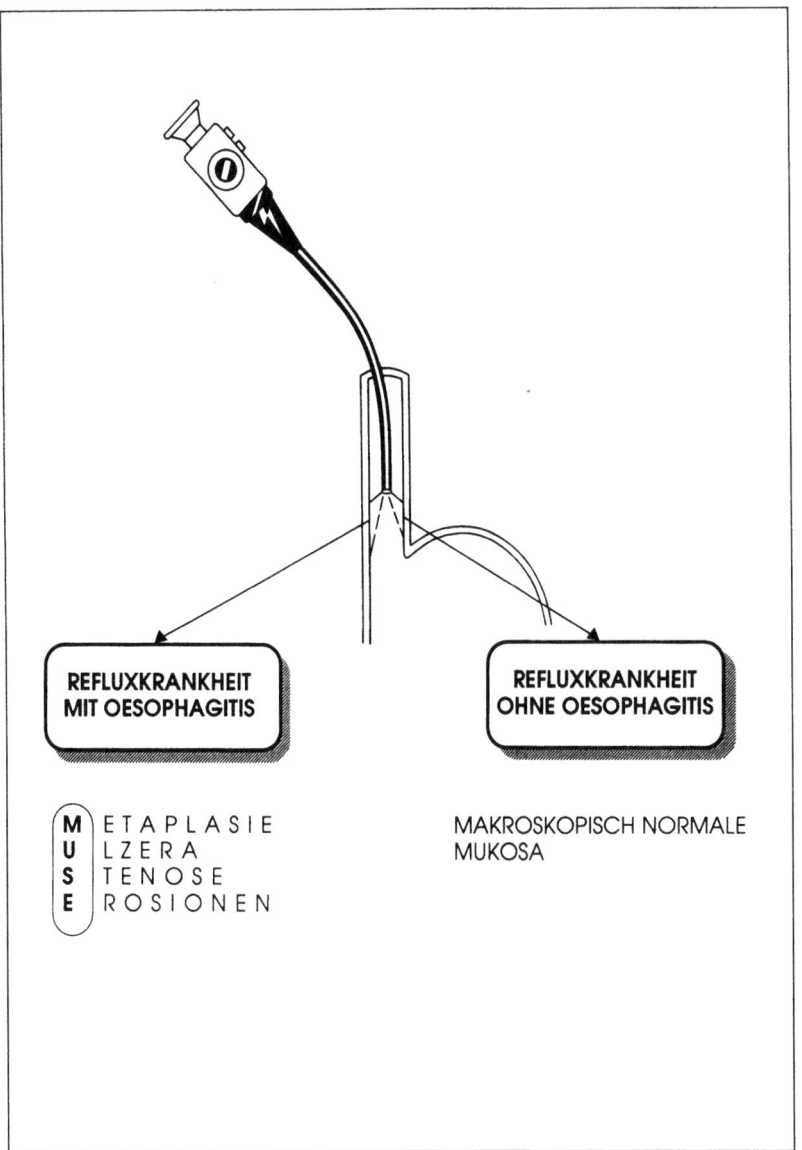

Abb. 10.2: Refluxkrankheit: endoskopische Befunde
MUSE-Klassifikation der Refluxoesophagitis: s. Armstrong 1991

24-Stunden-pH-Metrie

Bei Refluxsymptomen und normalen endoskopischen Befunden, wie im Falle von Herrn Saurer, ist die 24-Stunden-pH-Metrie indiziert (6). Es handelt sich um die beste Methode zum Nachweis eines pathologischen gastrooesophagealen Refluxes.

Eine Elektrode im distalen Oesophagus mißt während 24 Stunden das luminale pH. Die Meßwerte werden in einem portablen Gerät gespeichert. Der Patient hält das Auftreten von Symptomen durch einen Knopfdruck fest. Mit einem Computer werden die Daten ausgewertet. Der gastrooesophageale Reflux ist durch ein Absinken des pH unter 4 gekennzeichnet (7). Der zeitliche Zusammenhang zwischen einer Refluxepisode und dem Auftreten von Symptomen wird durch die Aufzeichnung objektiviert.

Physiologische Refluxepisoden treten vorwiegend postprandial auf.

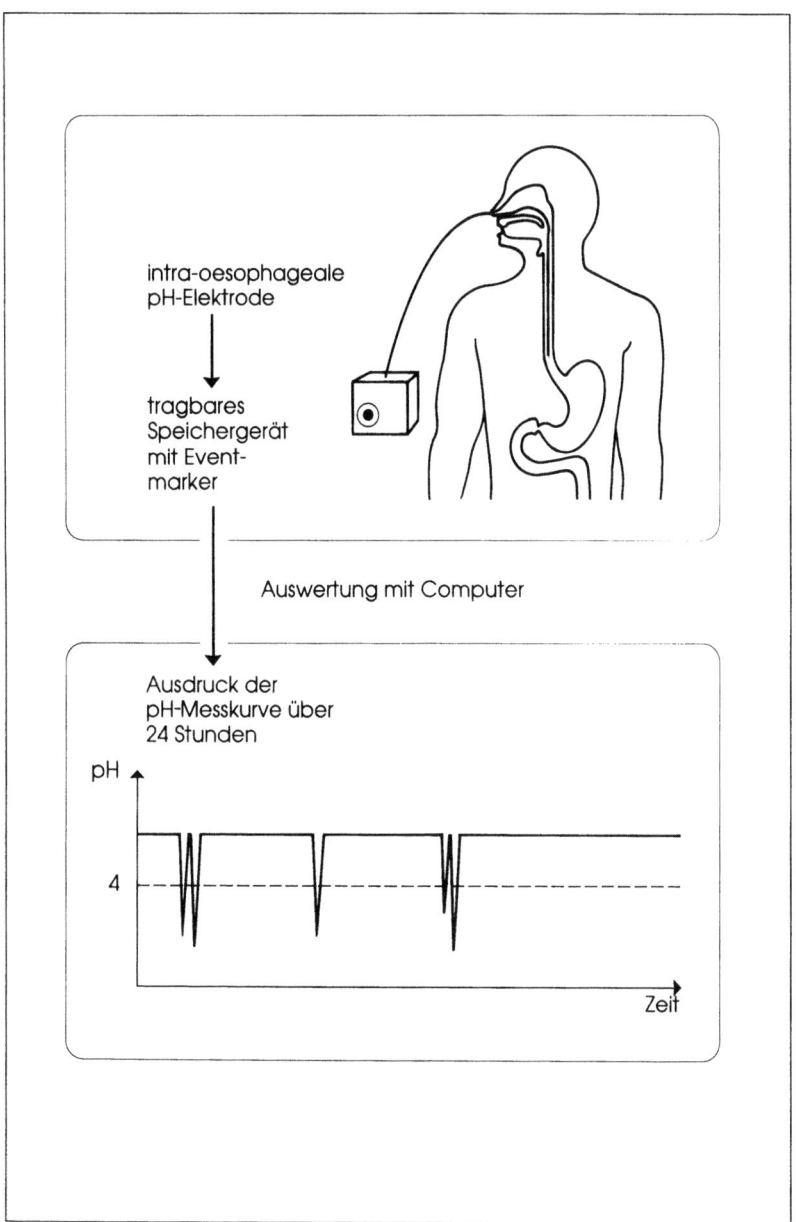

Abb. 10.3: Prinzip der 24-Stunden-pH-Metrie

Pathologischer gastrooesophagealer Reflux

Der pathologische Reflux wird durch die Anzahl der Refluxepisoden und ihre Gesamtdauer definiert.

Leicht pathologischer Reflux

Bei Herrn Saurer hat die Untersuchung einen leicht pathologischen Reflux ergeben, der hauptsächlich tagsüber nach den Mahlzeiten aufgetreten ist (Abb. 10.4, Beispiel 2). Symptome sind 5mal während der Refluxepisoden aufgetreten. Symptome ohne gleichzeitige Refluxepisoden waren nicht vorhanden, 9 Refluxepisoden verliefen asymptomatisch.

Herr Saurer leidet demzufolge an einer primären gastrooesophagealen Reflux-Krankheit ohne Oesophagitis.

Schwer pathologischer Reflux

Bei schwer pathologischem Reflux (Abb. 10.4, Beispiel 3) treten längere Refluxepisoden sowohl am Tage als auch während der Nacht auf. Ein solcher schwerer pathologischer Reflux führt häufig zu einer Oesophagitis.

Bei Patienten wie Herrn Saurer mit einer Refluxkrankheit ohne Oesophagitis ist eine endoskopische Nachkontrolle indiziert, wenn die Beschwerden oft und verstärkt rezidivieren. Die Wiederholung einer Endoskopie ist gerechtfertigt, da in solchen Fällen im späteren Verlauf Mukosaläsionen entstehen können (8).

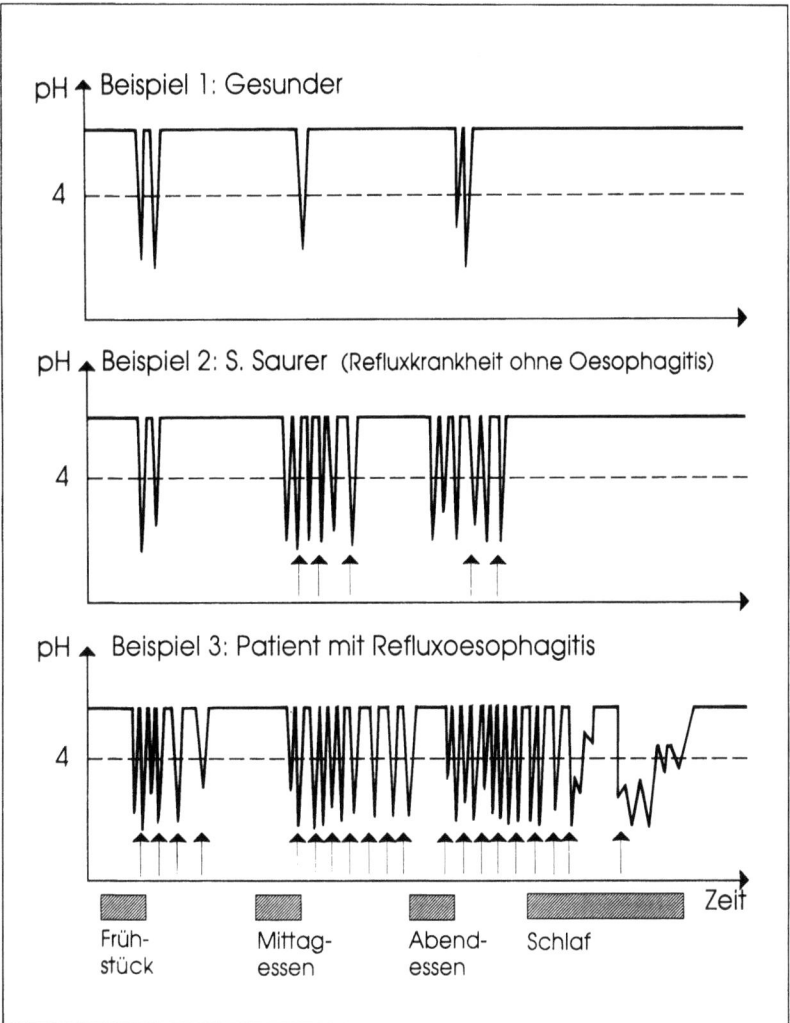

Abb. 10.4: Beispiele von pH-Metrien
Beispiel 1: Beim physiologischen gastrooesophagealen Reflux treten wenige, kurzdauernde und asymptomatische Refluxepisoden nach dem Essen auf.
Beispiel 2: Die Meßwerte von Herrn Saurer zeigen einen leicht pathologischen gastrooesophagealen Reflux mit vermehrten, zum Teil symptomatischen (↑) Refluxepisoden.
Beispiel 3: Bei stark pathologischem gastrooesophagealem Reflux treten häufige, zum Teil langandauernde und symptomatische (↑) Refluxepisoden am Tag und vor allem in der Nacht auf. Solche Meßwerte werden bei Patienten mit Refluxoesophagitis aufgezeichnet.
↑ Refluxsymptome (Patient betätigt Eventmarker)

Manometrie

Da die Refluxkrankheit, wie in Kap. 5, S. 42 besprochen, auf Motilitätsstörungen des Oesophagus zurückzuführen ist, stellt sich die Frage, ob diagnostische Untersuchungen der Oesophagusmotilität indiziert sind.

Motilitätsstörungen können durch eine manometrische Untersuchung objektiviert werden (9). Durch eine Sonde werden Druckwerte an verschiedenen Punkten des Oesophagus gemessen. Dies erlaubt die Unterscheidung von zwei Ursachen einer Übersäuerung des Oesophagus, nämlich

1. der Störung der Peristaltik des tubulären Oesophagus mit verminderter Säure-Clearance und
2. der Sphinkterinsuffizienz mit gehäuftem gastrooesophagealem Reflux.

Eine diagnostische Bedeutung hat die Manometrie allerdings nur in Ausnahmefällen, beispielsweise bei Verdacht auf das Vorliegen zusätzlicher Motilitätsstörungen wie eines diffusen Spasmus. Auch die Abklärung vor einer Antirefluxoperation ist eine Indikation zur Manometrie.

Die Manometrie kann mit der pH-Metrie kombiniert werden. Die ambulante Langzeit-pH-Manometrie ist zur Zeit vorwiegend von wissenschaftlichem Interesse (10). Bei Herrn Saurer ist diese Untersuchung nicht durchgeführt worden.

Radiologie

Radiologische Untersuchungen sind bei Herrn Saurer ebenfalls nicht indiziert. Durch die Endoskopie ist eine Refluxoesophagitis ausgeschlossen worden. Für die Erkennung der Oesophagitis, des Endobrachyoesophagus und des pathologischen gastrooesophagealen Refluxes ohne Läsionen ist die radiologische Diagnostik ungeeignet.

Radiologische Kontrastmittel-Untersuchungen zur Darstellung des gastrooesophagealen Verschlußbereiches sind nur in Spezialfällen indiziert:
– Bei Verdacht auf eine paraoesophageale oder gemischte Hiatushernie,
– zur exakten Messung des Durchmessers einer Stenose,
– zur Beurteilung von Beschwerden nach Antirefluxoperationen.

Der radiologische oder endoskopische Nachweis einer hiatalen Gleithernie hat eine geringe praktische Bedeutung. Die Gleithernie tritt bei 50 % der Bevölkerung auf. Nur jeder Zehnte davon leidet an einem gastrooesophagealen Reflux. Deshalb kann aus dem Vorliegen einer Hiatushernie nicht auf eine Refluxkrankheit geschlossen werden. Umgekehrt findet sich bei praktisch allen Patienten mit primärer Refluxkrankheit eine Gleithernie. Somit interessiert nur das Fehlen einer solchen Hernie. In diesen Ausnahmefällen liegt in der Regel keine primäre, sondern eine sekundäre Refluxkrankheit vor, welche durch eine Sklerodermie, eine Magenausgangsstenose oder andere Erkrankungen verursacht wird.

Literatur

Ausgewählte Arbeit von besonderem Interesse

Armstrong D, Emde C, Blum AL(1991) Gastroesophageal reflux disease and pH monitoring. Current Opinion in Gastroenterology 7: 545–556.
  Übersichtsarbeit: die pathogenetischen Mechanismen der Refluxkrankheit und die Indikationen zur pH-Metrie werden diskutiert. 104 zitierte und kommentierte Arbeiten.

Zitierte Arbeiten

1. Klauser AG, Schindlbeck NE, Müller-Lissner S (1990) Symptoms in gastrooesophageal reflux disease. Lancet 335:205-208.
2. Howard PJ, Maher L, Pryde A, Heading RC (1991) Symptomatic gastro-oesophageal reflux, abnormal oesophageal acid exposure, and mucosal acid sensitivity are three separate, though related, aspects of gastro-oesophageal reflux disease. Gut 32:128–132.
3. Armstrong D, Monnier P, Nicolet M, Blum AL, Savary M (1991) Endoscopic assessment of oesophagitis. Gullet 1:63–67.
4. Ismail-Beigi F, Horton PF, Pope II CE (1970) Histological consequences of gastroesophageal reflux in man. Gastroenterology 58:163–174.
5. Weinstein WM, Bogoch ER, Bowes KL(1975) The normal human esophageal mucosa: a histological reappraisal. Gastroenterology 1975; 68:40–44.
6. Masclee AAM, De Best ACAM, De Graaf R, Cluysenaer OJJ, Jansen JBMJ (1990) Ambulatory 24-hour pH-metry in the diagnosis of gastroesophageal reflux disease. Scand J Gastroenterol 25:225–230.
7. Emde C, Garner A, Blum AL (1987) Technical aspects of intraluminal pH-metry in man: current status and recommendations. Gut 1987; 88:1177–1188.
8. Tytgat GNJ, Bianchi Porro G, Pace F, Richter JE, Siewert JR (1991) Long-term strategy for the treatment of gastro-oesophageal reflux disease. Gastroenterology Int 4:21–32.
9. Dent J(1989) Oesophageal manometry. In: Read NW., (ed.) Gastrointestinal motility: which test? Wrightson, Petersfield pp 27–33.
10. Emde C, Armstrong D, Castiglione F, Cilluffo T, Riecken EO, Blum AL (1991) Reproducibility of long-term ambulatory esophageal combined pH/manometry. Gastroenterology 100: 1630–1637.

11 Diagnose des Magenstase-Typs

Anamnese

Fräulein Eisenstein leidet an vorzeitigem Sättigungsgefühl, das manchmal mit Übelkeit assoziiert ist, sowie an postprandialem Völlegefühl und Blähungen. Die Beschwerden lassen eine verzögerte Magenentleerung vermuten (1, 2). Die in Kap. 6, S. 61 besprochenen bekannten Ursachen von Motilitätstörungen sind aus der Anamnese nicht ersichtlich (3). Bei den durchgeführten Laboruntersuchungen ergeben sich keine Hinweise auf eine Anämie oder eine hepatologische Erkrankung.

Es ist daher eine probatorische Therapie mit Cisaprid verordnet worden. Nach 2 Wochen ist eine Besserung eingetreten, nach 4 Wochen sind die Beschwerden vollständig verschwunden. Aufgrund dieses Behandlungserfolgs ist eine Magenmotilitätsstörung als Ursache der Beschwerden angenommen worden. Auf eine weitere Abklärung wurde verzichtet.

11 Diagnose des Magenstase-Typs

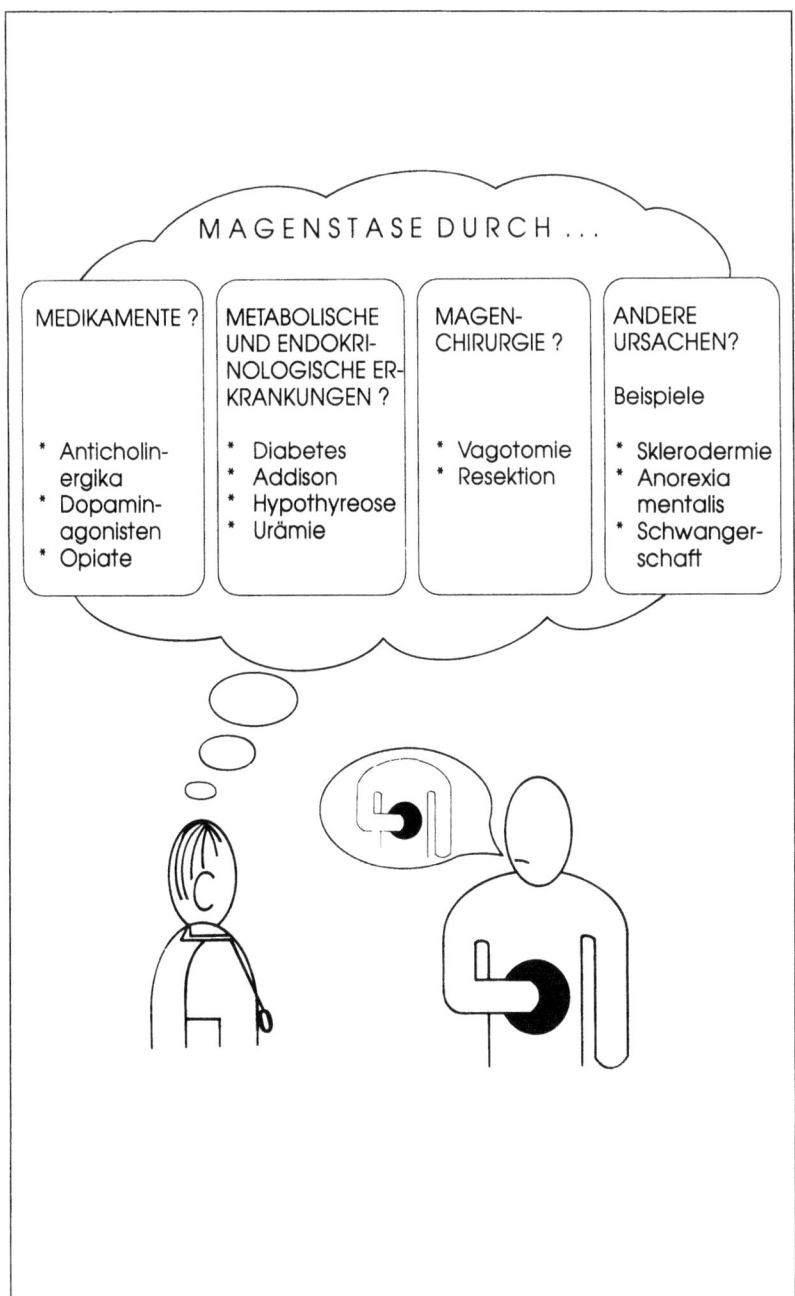

Abb. 11.1: Anamnestische Hinweise auf Ursachen von Dyspepsie des Magenstase-Typs

Funktionelle Untersuchungen der Magenmotilität

Indikationen

Patienten mit Beschwerden des Magenstase-Typs werden abgeklärt, wenn die Symptome unter einer motilitätsfördernden Therapie oder kurz nach dem Absetzen weiterhin auftreten.

Zunächst werden in diesen Fällen eine Oberbauchsonographie und eine obere Endoskopie durchgeführt. Dadurch kann eine organische Ursache ausgeschlossen werden.

Bei negativen Befunden kann die Untersuchung der Magenmotilität erwogen werden (4). Die Störungen der Magenmotilität können zu verzögerter Magenentleerung führen, wie dies in Kap. 6, S. 50 besprochen wurde. Die Bedeutung der Funktionsdiagnostik in der Therapie der Dyspepsien wird auf S. 142 diskutiert.

Szintigraphie der Magenentleerung

Die beste diagnostische Untersuchung der Magenentleerung erfolgt mit Hilfe der Szintigraphie (5, 6). Feste und flüssige Nahrungbestandteile werden auf unterschiedliche Weise entleert. Daher soll wenn möglich gleichzeitig die Entleerung von flüssiger und fester Nahrung gemessen werden. Der Patient nimmt dabei eine mit Radioisotopen zweifach markierte Mahlzeit zu sich. Eine Gamma-Kamera mißt in regelmäßigen Zeitabschnitten die Radioaktivitäten über dem Magen. Die Abnahme der Aktivität entspricht der Entleerung der markierten Nahrung.

Bei funktioneller Dyspepsie läßt sich häufig eine verzögerte Entleerung der festen Nahrungsteile nachweisen, während die Entleerung von Flüssigkeiten normal sein kann (7). Die alleinige Messung der Entleerung von flüssiger Nahrung ist daher weniger ergiebig. Andererseits ist die Entleerungsmessung mit einem Fest- und einem Flüssigmarker ein aufwendigeres Verfahren, das nur in wenigen Zentren zur Verfügung steht.

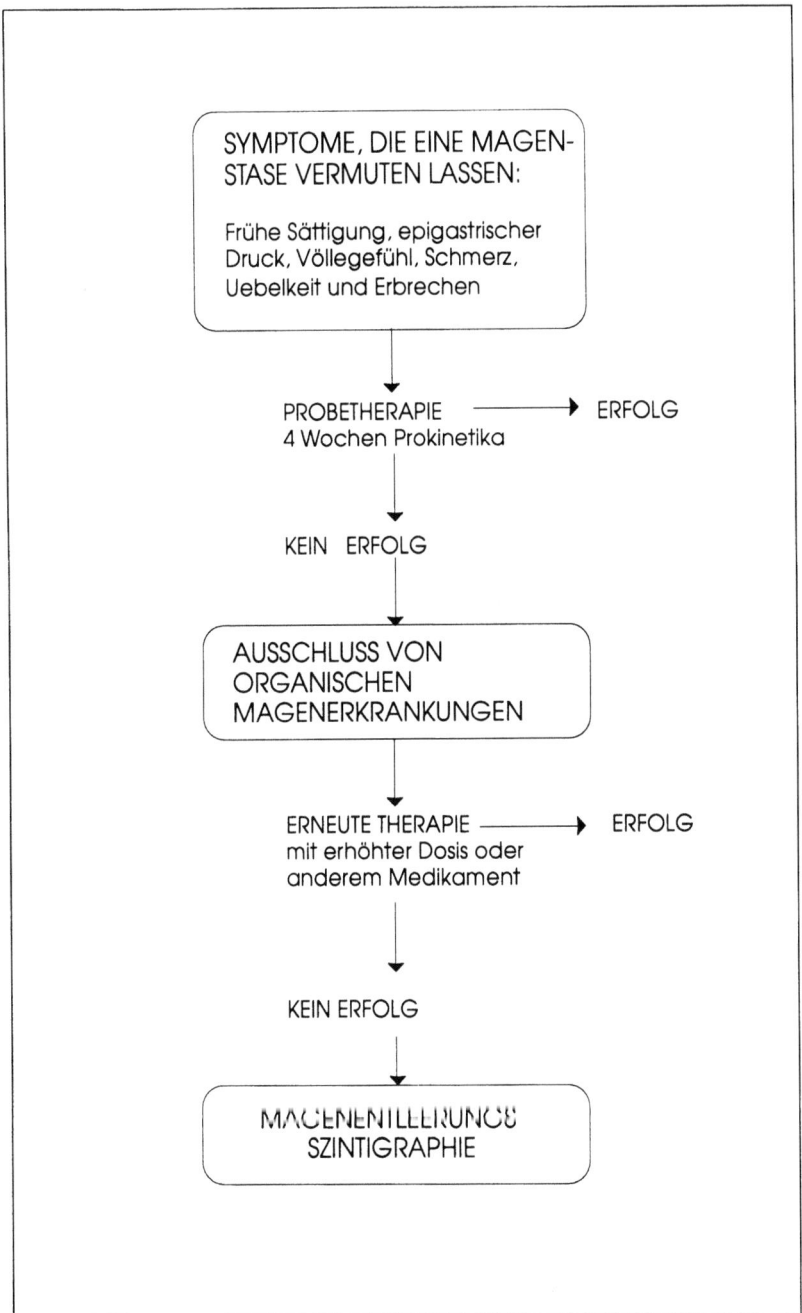

Abb. 11.2: Indikationsstellung zur Magenentleerungsszintigraphie

Radiologische Kontrastmitteluntersuchungen

Röntgenkontrastmittel-Untersuchungen zur Abklärung von Motilitätsstörungen des Magens sind nicht primär indiziert (8). Diese Methoden eignen sich nur zur semiquantitativen Erfassung von segmentären Hypo- und Akinesien. Die Strahlenbelastung des Patienten stellt eine zusätzliche Einschränkung dar.

Untersuchungen zur Bestimmung der Transitzeiten

Mit röntgendichten Markern kann die oro-anale Passagezeit des Bolus bestimmt werden (9). Nachdem der Patient an sechs aufeinanderfolgenden Tagen je eine Kapsel mit solchen Markern eingenommen hat, werden diese am 7. Tag auf einer Abdomenübersichtsaufnahme in den verschiedenen Darmabschnitten gezählt (10). Mit Hilfe einer einfachen Formel wird die Passagezeit in Stunden berechnet.

Der Atemtest untersucht den Wasserstoff in der ausgeatmeten Luft nach einer Standardmahlzeit von nichtresorbierbaren Kohlenhydraten (11). Der Wasserstoff entsteht beim Abbau der Kohlenhydrate durch die Darmflora. Die Flora des Dickdarms produziert viel größere Gasmengen als die Flora des terminalen Ileums. Die proximalen Anteile des Dünndarmes sind in der Regel annähernd steril; hier wird deshalb praktisch kein Wasserstoff gebildet. Der H_2-Anstieg fällt mit dem Eintreffen des Bolus im Zökum zusammen. Aufgrund des Anstiegs läßt sich die orozökale Passagezeit bestimmen. Die bakterielle Überwucherung des Dünndarms verunmöglicht eine richtige Interpretation der Untersuchung.

Beide Transitzeiten-Untersuchungen sind semiquantitativ und messen nur auf indirekte Weise die obere gastrointestinale Motilität; sie sind deshalb bei Dyspeptikern ohne begleitende Obstipation nicht indiziert.

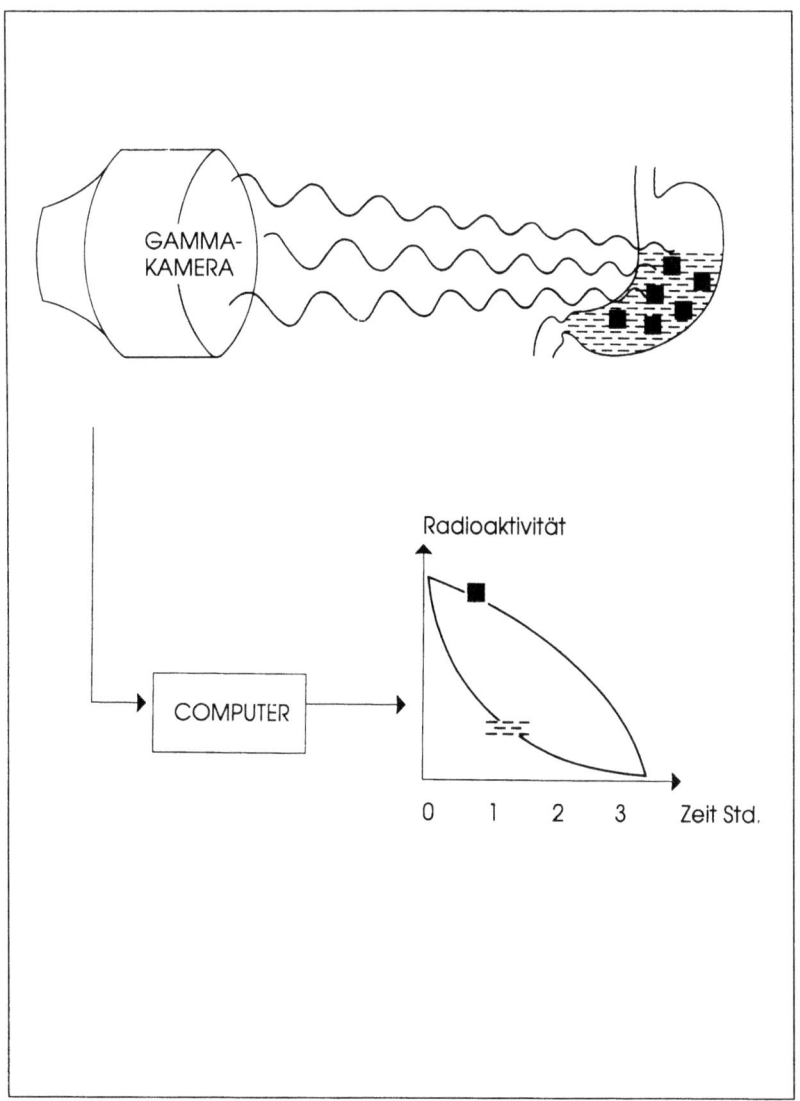

Abb. 11.3: Szintigraphische Untersuchung der Magenentleerung
Das Kurvendiagramm zeigt die Entleerungsgeschwindigkeit von radioaktiv markierten festen (■) und flüssigen (---) Stoffen aus dem Magen. Während der ersten Stunde werden im Mittel nur 15 % der festen Stoffe gegenüber 80 % der Flüssigkeiten entleert

Manometrie

Die Manometrie mißt mittels einer Sonde im Magen-Darm-Lumen an mehreren Stellen die Amplituden und die Frequenzen von Druckschwankungen. Dieser Funktionstest dient der exakten Beurteilung der gastroduodenojejunalen Motilität (12), wird jedoch nur in speziellen Zentren durchgeführt.

Literatur

Zitierte Arbeiten

1. Müller-Lissner St (1990) Magenentleerungsstörungen. Fortschr Med 107:168-171.
2. Mansi C, Mela GS, Pasini D, Grosso M, Corti L, Moretti M, Celle G (1990) . Patterns of dyspepsia in patients with no clinical evidence of organic diseases. Dig Dis Sci 35:1452–1458.
3. Valenzuela GA, McCallum RW(1988) Etiology and diagnosis of gastroparesis: an introduction. Motility 1:10–12.
4. Malagelada JR (1990) Where do we stand on gastric motility? Scand J Gastroenterol Suppl 175:42–51.
5. Jian R (1990) Scintigraphic measurement of gastric emptying in clinical practice. Motility 10:11–15.
6. Ricci DA, McCallum RW (1988) Diagnosis and treatment of delayed gastric emptying. Adv Intern Med 33:357–384.
7. Sielaff S (1988) Gastroduodenal motility in chronic dyspepsia. 2. Postprandial motility. Dtsch Z Verdau Stoffwechselkr 1988; 48:162–172.
8. Boiron M, Dorval ED, Rouleau P, Metman EH, Bertrand J (1991) Péristaltisme gastrique et dyspepsie: interêt de l'analyse cinéradiographique chez l'homme. Gastroenterol Clin Biol 15:204–210.
9. Pieramico O, Malfertheiner P, Wilberg S, Mayer D, Glasbrenner B, Ditschuneit H (1990) Oro-coecal transit time (OCTT) in patients with chronic active gastritis and non-ulcer dyspepsia. Gastroenterology 98;No 5: A107. (Abstract)
10. Schindlbeck NE, Klauser AG, Müller-Lissner SA(1990) Messung der Kolontransitzeit. Z Gastroenterol 28:299–404.
11. Rumessen JJ, Kokholm G, Gudmand-Hoyer E (1987) Methodological aspects of breath hydrogen (H2) analysis. Evaluation of a H2-monitor and interpretation of the H2 breath test. Scand J Clin Lab Invest 47:555–560.
12. Malagelada JR, Stanghellini V (1985) Manometric evaluation of functional upper gut symptoms. Gastroenterology 88:1223–1231.

12 Diagnose des Ulkus-Typs

Gastroskopie

Herr Grimmer leidet seit 2 Monaten an ulkusartigen Beschwerden. Ein epigastrischer Schmerz tritt 2–3 Stunden nach dem Essen auf. Die Nahrungsaufnahme lindert den Schmerz. Die Schmerzschübe dauern mehrere Stunden bis Tage. Vier Gründe sprechen für die Durchführung einer Endoskopie des oberen Gastrointestinaltraktes:

1. Die Anamnese ist für die Entscheidung ausschlaggebend. Die Symptome von Herrn Grimmer sind mit einer Ulkuskrankheit vereinbar. Die Differenzierung einer organischen von einer funktionellen Dyspepsie aufgrund der Beschwerden ist nicht möglich (1). Gewisse anamnestische Hinweise wie eine positive Familienanamnese und der frühere endoskopische oder radiologische Nachweis eines Ulkus sprechen bei Patienten mit ulkusartigen Symptomen für das Vorliegen einer Ulkuskrankheit. Das Fehlen solcher Hinweise wie im Falle von Herrn Grimmer kann jedoch nicht gegen eine solche Annahme verwendet werden.

2. Durch die Anamnese werden exogene gastrotoxische Faktoren erfaßt. Von Bedeutung sind die nichtsteroidalen Antirheumatika und der Zigarettenkonsum. Herr Grimmer ist Raucher und hat in den letzten Wochen Aspirin-Tabletten eingenommen. Diese zwei Noxen können zur Entstehung von Ulzera beitragen und sprechen für eine endoskopische Untersuchung (2, 3).

3. Die Durchführung der Endoskopie ist auch wegen des großen Leidensdrucks und der Angst des Patienten vor einer schweren Krankheit angebracht (4). Ein positiver Befund ist die Basis für eine kausale Therapie. Ein negativer endoskopischer Befund kann zur besseren Akzeptanz der Beschwerden beitragen.

4. Bei der körperlichen Untersuchung von Herrn Grimmer wird ein Druckschmerz im Epigastrium ausgelöst. Ein solcher Befund findet sich sowohl bei organischen als auch bei funktionellen Erkrankungen. Nur die Endoskopie erlaubt eine Differenzierung.

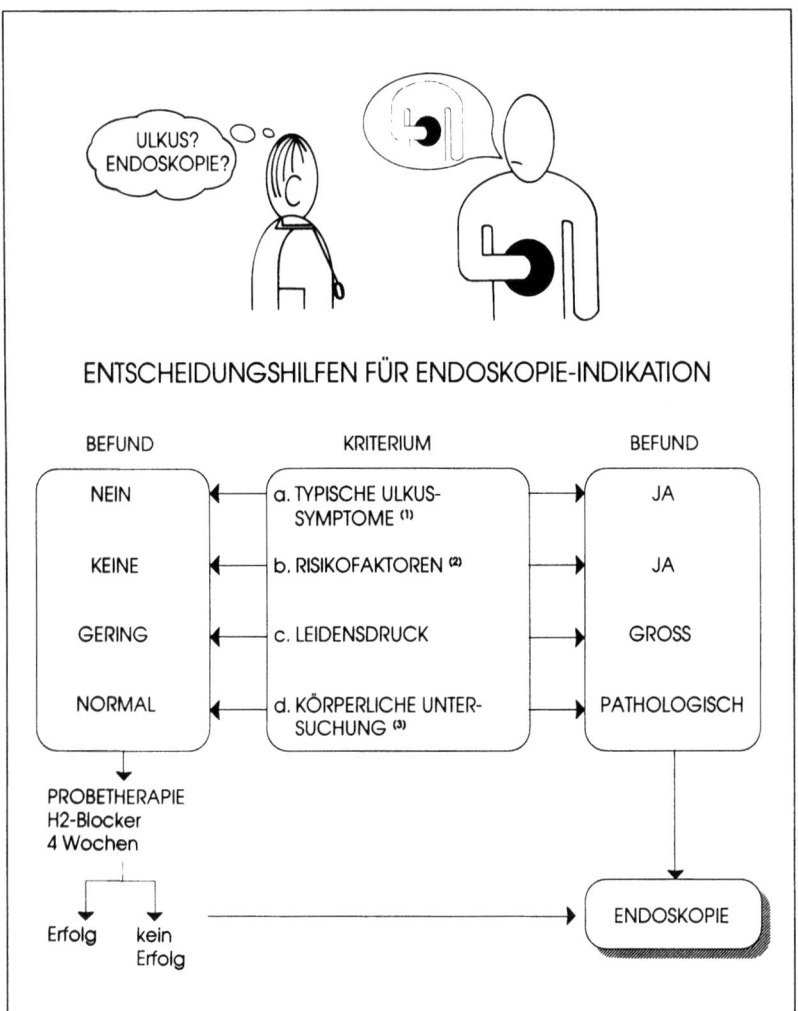

Abb. 12.1: Diagnostisches Vorgehen bei Dyspepsie des Ulkus-Typs
Folgende Hinweise sprechen für eine Ulkuskrankheit; ein Ulkus kann aber auch bei Fehlen dieser Hinweise bestehen
(1) Epigastrischer Nüchternschmerz, Nachtschmerz, Schmerzabnahme nach Essen und nach Antazida.
(2) Männliches Geschlecht, Familienanamnese einer Ulkuskrankheit, früher endoskopisch oder radiologisch nachgewiesenes Ulkus, nachgewiesene Helicobacter-pylori-Infektion, Rauchen, Antirheumatika.
(3) Carnett-Test (S. 89): Schmerz nicht in Bauchwand lokalisiert

Gastritisdiagnostik

Die oesogastroduodenale Endoskopie von Herrn Grimmer zeigt keine makroskopischen pathologischen Befunde. Bei der Endoskopie sind jedoch Biopsien entnommen worden, in denen eine Helicobacter-pylori-positive Antrumgastritis diagnostiziert wurde.

Sind bei Patienten wie Herrn Grimmer mit einer Dyspepsie des Ulkus-Typs und einer unauffälligen Endoskopie grundsätzlich Biopsien der Magenmukosa indiziert (5)?

Die zuverlässige Diagnose einer Gastritis ist nur mittels einer Biopsie möglich (6). Die beiden häufigsten Gastritis-Formen sind die antrale Oberflächengastritis, deren Erreger Helicobacter pylori ist, und die atrophische Gastritis. Es kann sich dabei um eine autoimmune Erkrankung handeln. Beide Gastritiden lassen sich makroskopisch oft nur schlecht und gelegentlich gar nicht erkennen.

Untersuchungen auf Helicobacter pylori im Biopsiematerial

Helicobacter pylori kann in einer Antrumgastritis durch drei Methoden nachgewiesen werden:

1. Beim CLO-Test und anderen Ureasetests wird das Biopsiematerial in eine Reaktionskammer gebracht (7). Ist im Biopsiepartikel Urease vorhanden, schlägt ein Farbindikator von gelb auf rot um. Helicobacter pylori enthält große Mengen von Urease. Im menschlichen Körper findet sich dagegen keine Urease. Das Testergebnis kann innerhalb von 24 Stunden nach der Endoskopie vom Arzt beurteilt werden.

2. Im histologischen Präparat kann Helicobacter pylori vom erfahrenen Pathologen identifiziert werden (8).

3. Der mikrobiologische Kulturnachweis von Helicobacter pylori ist wegen der Empfindlichkeit des Keimes nur möglich, wenn das Biopsiematerial sofort zur Weiterverarbeitung in ein geeignetes bakteriologisches Labor gebracht wird (9).

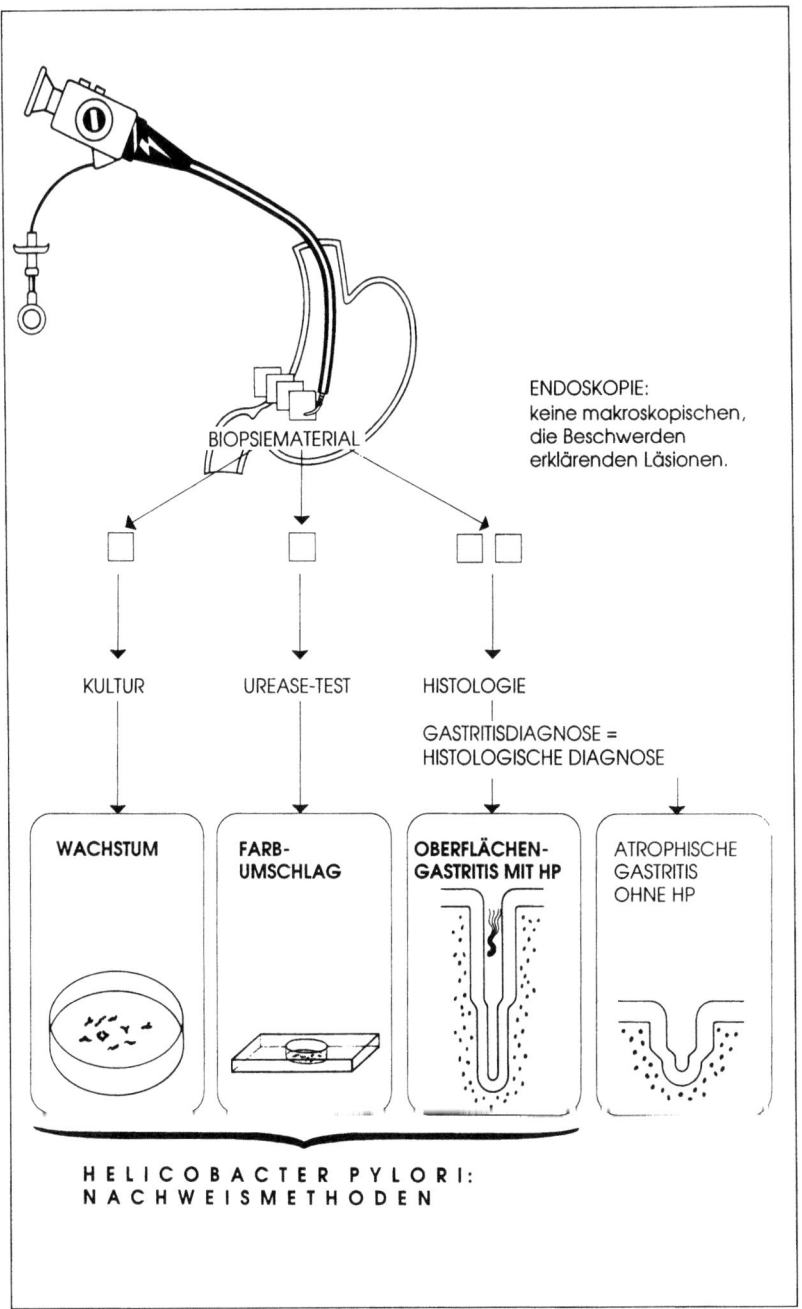

Abb. 12.2: Helicobacter pylori (HP) und Gastritisdiagnostik

Andere Untersuchungen zum Nachweis von Helicobacter pylori

Weitere Untersuchungsmethoden bei Helicobacter-pylori-Infektionen sind der Atemtest nach Einnahme von mit ^{13}C-markiertem Harnstoff (10) und die serologischen Antikörper-Bestimmungen (11). Der Atemtest dient der Verlaufskontrolle nach einer Antibiotika-Therapie. Er zeigt an ob, eine Infektion weiterbesteht oder ob der Keim eliminiert werden konnte. Die zur Zeit üblichen serologischen Tests können eine abgelaufene von einer aktuellen Infektion nicht zuverlässig unterscheiden (12). Serologische Untersuchungen sind daher nur in epidemiologischen Studien anwendbar.

Diese Tests werden an gewisse Zentren als Entscheidungshilfe für die Indikationsstellung zur Endoskopie eingesetzt (13). Tatsächlich ist bei einem negativen Testergebnis ein Ulkus sehr unwahrscheinlich, vorausgesetzt, daß es sich um einen jungen Patienten handelt, der keine nichtsteroidalen Antirheumatika einnimmt. Wir messen diesem Test zur Zeit nur geringes Gewicht bei (s. Abb. 12.1). Wir würden einem Patienten, der die in Abb. 12.1 erwähnten Bedingungen erfüllt und eine negative Serologie aufweist, die Endoskopie nicht vorenthalten. Auch eine positive Serologie läßt sich bei der Frage, ob endoskopiert werden soll, nicht genügend sicher verwerten.

Bedeutung der Gastritisdiagnose

Die atrophische Gastritis ist eine Präkanzerose (14). Der bioptische Nachweis von Dysplasien und Frühkarzinomen ist daher für die Prognose entscheidend.

Beim Vorliegen einer bakteriellen Oberflächengastritis sind dyspeptische Beschwerden etwas häufiger als bei normaler Mukosa (15). Aufgrund dieser Tatsache wird gelegentlich eine antibakterielle Therapie durchgeführt. Diese Behandlung ist allerdings noch immer schwierig. Sie kann als Ultima ratio bei Mißerfolg der bisherigen Therapie versucht werden. Darauf wird in Kap. 17, S. 155 eingegangen.

Untersuchungen ohne Bedeutung bei Dyspepsie des Ulkus-Typs

Röntgenkontrastmittel-Untersuchungen sind bei dyspeptischen Patienten des Ulkus-Typs nicht indiziert. Ulzera lassen sich mit diesen Methoden nur unzuverlässig erfassen. Gastritiden werden nicht diagnostiziert.

Säuresekretionstests haben bei dyspeptischen Patienten ebenfalls keine Bedeutung. Die Säuresekretion ist im Mittel normal (16).

Literatur

Ausgewählte Arbeit von besonderem Interesse

Graham DY, Malaty HM, Evans DG, Evans DJ, Klein PD, Adam E (1991) . Epidemiology of Helicobacter pylori in an asymptomatic population in the United States. Gastroenterology 100:1495-1501.
Epidemiologische Studie: 52 % von 485 Gesunden zwischen 15 und 80 Jahren haben einen positiven serologischen oder Atemtest für Helicobacter pylori. Eine Anwendung dieser Tests für das Management von dyspeptischen Patienten ist daher nicht sinnvoll. 48 zitierte Arbeiten.

Zitierte Arbeiten

1. Johnson R, Bernersen B, Straume B (1991) Prevalences of endoscopic and histological findings in subjects with and without dyspepsia. Br Med J 302:749–752.
2. Shallcross TM, Heatley RV (1990) Effect of non-steroidal anti-inflammatory drugs on dyspeptic symptoms. BMJ 300:368–369.
3. Katschinski BD, Goebell H, Arnold R, Classen M, Fischer M, Witzel L, Blum AL (1991) Smoking as a risk factor for slow duodenal ulcer healing. Eur Gastroenterol Hepatol 3:443–447.
4. Lydeard S, Jones R (1989) Factors affecting the decision to consult with dyspepsia: comparison of consulters and non-consulters. J R Coll Gen Pract 39:495–498.
5. Vaira D, Holton J, Osborn J, D'Anna L, Romanos A, Falzon M, McNeil I (1990) Endoscopy in dyspeptic patients: is gastric mucosal biopsy useful? Am J Gastroenterol 85:701–704.
6. Pettross CW, Appleman MD, Cohen H, Valenzuela GE, Chandrasoma P, Laine LA (1988) Prevalence of Camylobacter pylori and association with mucosal histology in subjects with and without upper gastrointestinal symptoms. Dig Dis Sci 33:649–653.
7. Marshall BJ, Warren JR, Francis GJ, Langton SR, Goodwin CS, Blincow ED (1987) Rapid urease test in the management of Campylobacter pyloridis-associated gastritis. Am J Gastroenterol 83:200–210.
8. Iserhard R, Freise J, Wagner S, Bokemeyer B, Weissbrodt H, Fritsch RS, Soudah B, Schmidt FW (1990) Epidemiology and treatment of gastric Campylobacter pylori infection: more questions than answers. Hepatogastroenterology 37 Suppl 2:38–44.
9. Veldhuyzen van Zanten SJO, Tytgat KMAJ, deGara CJ, Goldie J, Rashid FA, Bowen BM, Cook RJ, Riddell RH, Switzer I, Underdown B, Hunt RH (1991) A prospective comparison of symptoms and five diagnostic tests in patients with Helicobacter pylori positive and negative dyspepsia. Eur I Gastroenterol Hepatol 3:463-468.

10. Dill S, Payne-James JJ, Misiewicz JJ, Grimble GK, McSwiggan D, Pathak K, Wood AJ, Scrimgeour CM, Rennie MJ (1990) Evaluation of 13C-urea breath test in the detection of Helicobacter pylori and in monitoring the effect of tripotassium dicitratobismuthate in non-ulcer dyspepsia. Gut 31:1237-1241.
11. Loffeld RJ, Stobberingh E, Flendrig JA, van Spreeuwel JP, Arends JW (1989) Diagnostic value of an immunoassay to detect anti Campylobacter pylori antibodies in non-ulcer dyspepsia. Lancet 1:1182–1185.
12. Przyklenk B, Bauernfeind A, Bornschein W, Emminger G, Heilmann K, Schweighart SN(1990) The role of Campylobacter (Helicobacter) pylori in disorders of the gastrointestinal tract. Infection 1990; 18:3–7.
13. Sobala GM, Crabtree JE, Pentith JA, Rathbone BJ, Shallcross TM, Wyatt JI, Dixon MF, Heatley RV, Axon ATR (1991) Screening dyspepsia by serology to Helicobacter pylori. Lancet 338:94–96.
14. Armbrecht U, Stockbrügger RW, Rode J, Menon GG, Cotton PB (1990) Development of gastric dysplasia in pernicious anaemia: a clinical and endoscopic follow up study of 80 patients. Gut 31:1105–1109.
15. Aitchison M, Bell G(1990) Incidence of Campylobacter pylori in a consecutive series of surgical patients referred for endoscopy. J R Coll Surg Edinb 35: 296–298.
16. Collen MJ, Loebenberg MJ (1989) Basal gastric acid secretion in nonulcer dyspepsia with or without duodenitis. Dig Dis Sci 34:246–250.

13 Diagnose des Biliär-Typs

Richtungsweisende Untersuchungen

Frau Biliardi leidet seit mehreren Jahren an episodischen Schmerzen im rechten Oberbauch. Die Schmerzattacken treten häufig nach dem Essen auf und dauern in der Regel 2-3 Stunden. In letzter Zeit haben die Schmerzen an Häufgkeit und Intensität so stark zugenommen, daß Frau Biliardi zur stationären Abklärung eingewiesen werden mußte.

Die Beschwerden lassen vermuten, daß es sich um Gallenkoliken handelt (1). Die Symptome sind jedoch nicht pathognomonisch für eine Gallenwegserkrankung (2). Krankheiten des Magen-Darm-Traktes (3), des Pankreas und ausnahmsweise des Herzens können sich durch ähnliche Symptome manifestieren.

Die klinische Untersuchung, das Elektrokardiogramm und die Laborwerte haben jedoch keine Hinweise auf solche Erkrankungen ergeben.

Einfache bildgebende Untersuchungen

Die Ultraschall-Untersuchung des Abdomens von Frau Biliardi war normal und zeigte weder Gallensteine noch Nierensteine. Durch eine Abdomenleeraufnahme während einer Schmerzattacke konnten keine Zeichen eines Subileus nachgewiesen werden.

Damit sind die Möglichkeiten einer Diagnosestellung mit einfachen nichtinvasiven Mitteln ausgeschöpft worden. Eine Erklärung für die zunehmenden Beschwerden wurde nicht gefunden. Frau Biliardi ist somit ein Problemfall.

13 Diagnose des Biliär-Typs

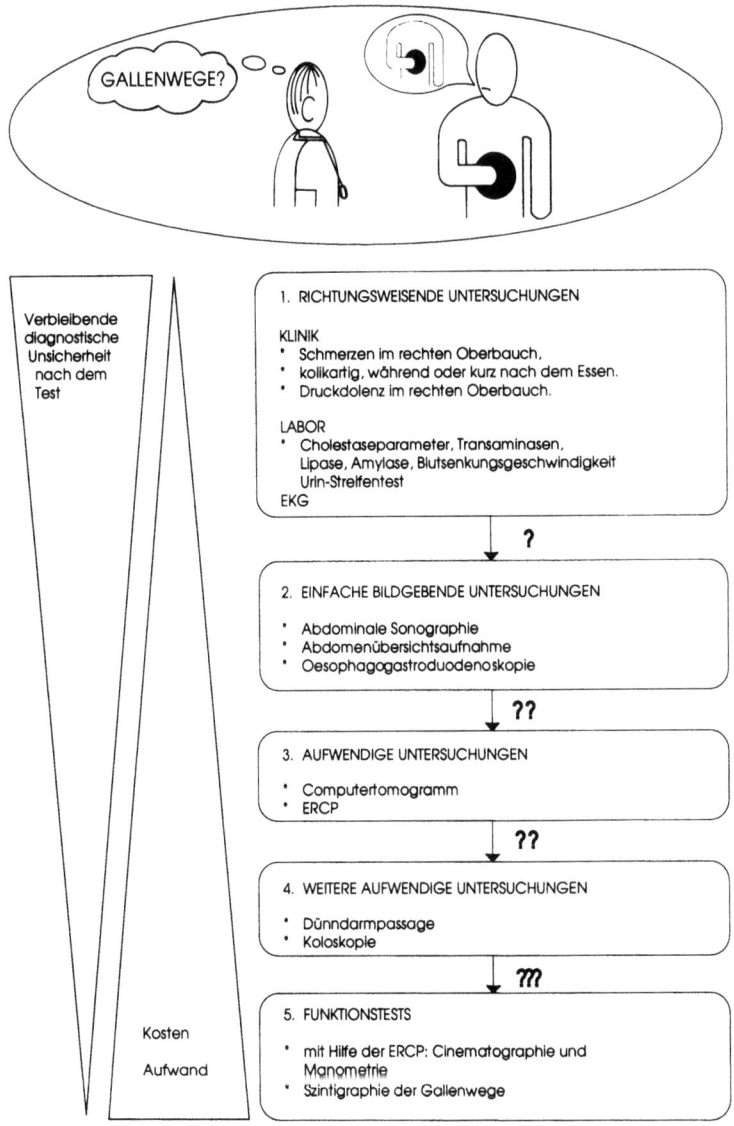

Abb. 13.1: Diagnostik bei Dyspepsie des Biliär-Typs
Mit Hilfe der unter 1–4 erwähnten Untersuchungen werden organische Ursachen einer Dyspepsie des Biliär-Typs ausgeschlossen. Durch die Funktionstests (Punkt 5) können eine Verzögerung des Gallenflusses, ein erhöhter Basaldruck oder eine Dyskinesie des Sphincter Oddi objektiviert werden (s. Kap. 8, S. 83). Der Nutzen dieser Untersuchungen ist diskutabel. Wegen der zur Zeit fehlenden therapeutischen Konsequenzen kann jedoch darauf verzichtet werden

Aufwendige Untersuchungen

Eine abdominelle Computertomographie ist bei Frau Biliardi angezeigt, weil zirka 1 % der Gallensteine durch die Sonographie nicht diagnostiziert werden (4), besonders wenn die Untersuchung wegen starker Luftüberlagerung nicht unter optimalen Bedingungen realisiert werden kann. Auch im Computertomogramm konnten bei Frau Biliardi keine Gallensteine diagnostiziert werden.

Wegen der anhaltenden Beschwerden sind eine Gastroskopie, eine Koloskopie und eine radiologische Dünndarmpassage durchgeführt worden, und zwar aus folgenden Überlegungen:

– Ulzera verursachen häufig rechtsseitige postprandiale Oberbauchschmerzen, allerdings selten in der Form akuter episodischer Attacken.
– Die endoskopische Inspektion der Papille ist beim Verdacht auf den Abgang eines Choledochussteins nützlich.
– Tumoren des Dick- und Dünndarmes verursachen selten einmal Schmerzattacken im rechten Oberbauch.

Eine organische Erkrankung im Magen-Darm-Trakt von Frau Biliardi konnte endoskopisch und radiologisch ebenfalls ausgeschlossen werden.

Schließlich ist die Entscheidung getroffen worden, eine endoskopische retrograde Cholangiopankreatographie durchzuführen. Die ERCP erlaubt eine präzise morphologische Beurteilung der Gallenwege und des Pankreas. Diese Untersuchung ist bei sonographisch und computertomographisch normalen Gallenwegen ohne Operationsanamnese im allgemeinen nicht indiziert. Bei Frau Biliardi ist der umstrittene Entschluß aufgrund der starken anhaltenden Beschwerden und des Verdachts auf eine organische Erkrankung gefaßt worden (5). Auch diese Untersuchung ergab normale morphologische Befunde.

Funktionstests

Anläßlich einer ERCP können cinematographische und manometrische Untersuchungen der Gallenwegsmotilität (6), insbesondere des Sphinkter Oddi, durchgeführt werden. Diese nur in speziellen Zentren verfügbaren Tests sind bei Frau Biliardi nicht angewendet worden. Therapeutische Konsequenzen können aus den Befunden dieser Tests nicht sicher abgeleitet werden. Wir können zur Zeit die Papillotomie bei Sphinkterdyskinesien ohne nachweisbare organische Läsion nicht empfehlen. Ob diese invasive Maßnahme (7) eine erfolgreiche Behandlung der Sphinkter-Funktionsstörungen darstellt, ist umstritten (8). Die Störungen des Sphinkter Oddi werden in Kap. 8, S. 83 besprochen.

Theoretisch bestünde schließlich die Möglichkeit, eine quantitative Gallenwegsszintigraphie durchzuführen (9, 10). Die Methode ist jedoch für die morphologische Diagnostik ungeeignet; Funktionsstörungen werden nicht zuverlässig erfaßt (11).

Somit kann bei Frau Biliardi aufgrund der Symptome und des Ausschlusses einer organischen Erkrankung eine Dyskinesie der Gallenwege vermutet werden. Auf die Objektivierung einer solchen Funktionsstörung wurde jedoch wegen fehlender therapeutischer Konsequenzen verzichtet.

Literatur

Ausgewählte Arbeit von besonderem Interesse

Summers RW, Johlin FC (1989) The pathophysiology, evaluation and management of motility disorders of the biliary tract. Gastroenterol Clin North America 18: 425–435.
    Übersichtsarbeit; die diagnostischen Abklärungsmöglichkeiten der Motilitätsstörungen der Gallenwege werden im Lichte ihrer kontroversen therapeutischen Konsequenzen diskutiert. 50 zitierte Arbeiten.

Zitierte Arbeiten

1. Sunderland GT, Knill-Jones RP, Crean GP, Carter DC (1987) Computer history analysis in acalculous biliary pain. Gut 28:A1383. (Abstract)
2. Jorgensen T (1989) Abdominal symptoms and gallstone disease: an epidemiological investigation. Hepatology 9:856–860.
3. Kingham JGC, Dawson AM (1985) Origin of chronic right upper quadrant pain. Gut 1985; 26:783–788.
4. De Lacey G, Gajjar B, Twomey B, Levi J, Cox AG (1984) Should cholecystography or ultrasound be the primary investigation for gallbladder disease? Lancet i:205–207.
5. Morton J, Bruce D, MacDonald JG, Murray W (1990) Evaluation of endoscopic retrograde cholangiography (ERC) in elderly patients with unexplained raised alkaline phosphatase and gamma glutamyl transferase (GT). Gut 31:A1215. (Abstract)
6. Geenen JE, Hogan WJ, Dodds WJ, Stewart ET, Arndorfer RC (1980) Intraluminal pressure recording from the human sphincter of Oddi. Gastroenterology 78:317–324.
7. Sherman S, Troiano FP, Hawes RH, Lehman GA (1990) Sphincter of Oddi manometry: decreased risk of clinical pancreatitis with use of a modified aspirating catheter. Gastrointest Endosc; 36:462–466.
8. Summers RW, Johlin FC (1989) The pathophysiology, evaluation and management of motility disorders of the biliary tract. Gastroenterol Clin North America 18:425–435.
9. Fullarton GM, Hilditch T, Campbell A, Murray WR. Clinical and scintigraphic assessment of the role of endoscopic sphincterotomy in the treatment of sphincter of Oddi dysfunction. Gut 1990; 31:231–235.
10. Farup PG, Tjora S (1989) Sphincter of Oddi dysfunction. Scand J Gastroenterol 24:956–960.
11. Cicala M, Scopinaro F, Corazziari E (1991) Quantitative cholescintigraphy in the assessment of choledochoduodenal bile flow. Gastroenterology 100:1106–1113.

14 Diagnose des Misch-Typs

Frau Mischler leidet seit 2 Jahren an depressiven Verstimmungen und an zahlreichen gastrointestinalen Beschwerden. In den letzten Wochen ging sie deswegen 2mal für 3 Tage nicht zur Arbeit. Diffuse Oberbauchschmerzen, Blähungen, postprandiales Völlegefühl und Sodbrennen treten in Schüben von mehrtägiger Dauer auf. Zwischen zwei Schüben ist die Patientin beschwerdefrei. Die Symptome verschwinden spontan und ohne Behandlung. Frau Mischler klagt auch über chronische Kopf- und Rückenschmerzen. Die neurologische und radiologische Abklärung dieser Beschwerden hat keine Anhaltspunkte einer organischen Erkrankung geliefert. Die körperliche Untersuchung sowie die durchgeführten Blut- und Urintests sind unauffällig.

Eine organische Erkrankung ist zwar nicht ausgeschlossen, aber sehr unwahrscheinlich. Die zahlreichen gastrointestinalen und nicht gastrointestinalen Symptome bei gutem Allgemeinzustand deuten vielmehr auf eine funktionelle Erkrankung hin (1, 2). Da Alarmsymptome fehlen, ist die Suche nach möglichen organischen Ursachen nicht vorrangig.

Der Fall von Frau Mischler illustriert ferner, daß es bei fehlenden Leitsymptomen schwierig ist, adäquate Funktionstests durchzuführen. Die vielen Beschwerden erlauben keine Eingrenzung des Ansatzortes einer solchen Untersuchung. Zur Objektivierung von Funktionstörungen müßten bei der Patientin mehrere Tests, beispielsweise pH-Metrie, Magenentleerungsszintigraphie und gastrointestinale Manometrie durchgeführt werden. Die Behandlung von Frau Mischler kann zudem unabhängig von der Erkennung spezifischer Funktionsstörungen eingeleitet werden.

Frau Mischler ist in einer depressiven Grundstimmung. Gastrointestinale Symptome können der Ausdruck einer Depression sein. Psychotherapeutische und medikamentöse Maßnahmen haben im Fall von Frau Mischler auch einen diagnostischen Wert. Wenn eine erfolgreiche antidepressive Therapie dauerhaft zum Verschwinden der dyspeptischen Beschwerden führt, ist deren funktionelle Ursache wahrscheinlich.

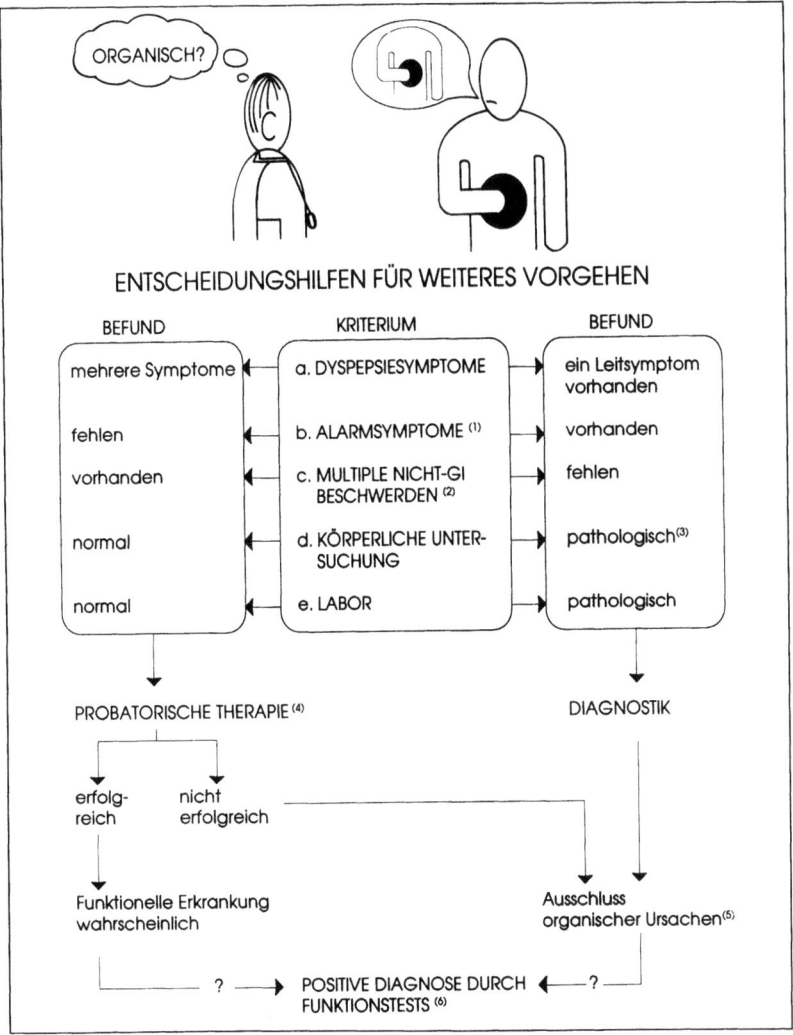

Abb. 14.1: Diagnostik bei Dyspepsie des Misch-Typs
Bei Patienten mit Dyspepsie des Misch-Typs ohne richtungsweisende Anhaltspunkte für eine organische Erkrankung ist eine Probetherapie gerechtfertigt, besonders wenn, wie im Falle von Frau Mischler, eine klare psychosomatische Komponente vorliegt. Eine organische Erkrankung ist allerdings nicht ausgeschlossen.
(1) Alarmsymptome werden in Kap. 9, S. 88 besprochen.
(2) Kopfschmerzen, Beschwerden des Bewegungsapparates und des Urogenitaltraktes.
(3) Tumor, Organvergrößerung.
(4) Allgemeine therapeutische Maßnahmen s. Kap. 16, S. 140
medikamentöse Therapie s. Kap. 17. S. 148
(5) Die diagnostische Maßnahmen werden in Kap. 9, S. 86 besprochen.
(6) Funktionstests s. Kap. 10, S. 100, Kap. 11, S. 108, und Kap. 13, S. 125.

Literatur

Zitierte Arbeiten

1. Maxton DG, Morris J, Whorwell PJ (1991) More accurate diagonsis of irritable bowel syndrome by the use of 'non-colonic' symptomatology. Gut 32:784–786.
2. Talley NJ, Phillips SF, Bruce B, Zinsmeister AR, Wiltgen C, Melton LJN (1991) Multisystem complaints in patients with the irritable bowel syndrome and functional dyspepsia. Eur J Gastroentero Hepatol 3:71–77.

15 Nahrungsmittelintoleranzen

Nahrungsmittel können akute oder chronische Beschwerden auslösen.

Akute Nahrungsmittelintoleranzen

Akute Symptome können durch in den Nahrungsmitteln enthaltene Bakterientoxine und Viren, durch pharmakologisch wirksame Substanzen, wie vasoaktive Amine, sowie durch Alkohol, Koffein und durch Nahrungsexzesse ausgelöst werden (1, 2).

Chronische Nahrungsmittelintoleranzen

1. Erkrankungen mit bekannten unverträglichen Nahrungsbestandteilen und klar definierten biologischen Mechanismen

Bei Lactasemangel in der Darmmukosa führt die Fermentation nicht resorbierter Lactose im Kolon zu Meteorismus, Flatulenz und Durchfall.

Bei der Zöliakie verursacht die immunologische Reaktion auf das in bestimmten Getreidesorten enthaltene Gluten eine Zerstörung der Darmmukosa mit dem klinischen Bild einer Malabsorption.

Bei allergischen Patienten lösen die in Nahrungsmitteln vorhandenen Allergene in der Regel durch eine Hypersensitivitätsreaktion des Typs I systemische, vorwiegend dermatologische und respiratorische Beschwerden aus. Eine rein gastrointestinale Symptomatik tritt bei diesen Patienten selten auf (3).

Lactasemangel, Zöliakie und Nahrungsmittelallergien manifestieren sich ausschließlich nach Einnahme des Nahrungsbestandteils, welcher die krankmachende Reaktion auslöst. Wird diese Substanz nicht eingenommen, finden sich weder Symptome noch Läsionen, sondern nur die biologischen Defekte, welche der Erkrankung zugrunde liegen. Dabei ist zun beachten, daß bei der Zöliakie das Verschwinden der Symptome auch unter strengster Diät mehrere Wochen dauern kann.

Tabelle 15.1: Akute Nahrungsmitteltoleranzen

Unverträglicher Bestandteil	Erkrankung Störung	Mechanismus	Symptome
Bakterinetoxine z. B. E. coli	Lebensmittel-Vergiftung	stimulieren die Adenylatcyclase	Durchfall Übelkeit
Glutamat	Beispiel: „Chinese Restaurant Syndrome"	Glutamat stimuliert Mastozyten	gastro-intestinale und neurologische Symptome

Tabelle 15.2: Chronische Nahrungsmittelintoleranzen mit bekannten biochemischen Störungen. Die Symptome treten nach Elimination des verantwortlichen Nahrungsbestandteiles nicht auf.

Unverträglicher Bestandteil	Erkrankung Störung	Mechanismus	Symptome
Laktase	Laktasemangel	Fermentation nicht resorbierter Laktase	Meteorismus, Flatulenz Durchfall
Gluten	Zöliakie	Zerstörung der Darmmuskosa	Malabsorption
Allergen	Nahrungsmittel-Allergie	Type I Reaktion	Systematischer Befall: Asthma, Ekzema. Durchfall. Ausschließlicher Befall des Gastrointestinaltraktes selten.

Tabelle 15.3: Chronische Nahrungsmittelintoleranzen bei bestehenden Gastrointestinalen Erkrankungen

Unverträglicher Bestandteil	Erkrankung Störung	Mechanismus	Symptome
Säure in Getränken, z. B. Orangensaft	Reflux-krankheit	Säurereiz	Schmerz beim Schlucken u/o Sodbrennen
Fett	Cholelithiasis	Cholezystokininfreisetzung führt zur Kontraktion der Gallenblase	Gallenkolik

Tabelle 15.4: Dosisabhängige Nahrungsmittelintoleranzen beim Gesunden

Unverträglicher Bestandteil	Erkrankung Störung	Mechanismus	Symptome
Sorbitol, Fructose	übermäßiger Bonbonkonsum	physiologischer Abbau durch Darmflora	Bauchschmerzen, Durchfall, Blähungen

2. Gastrointestinale Erkrankungen, Ernährung und Nahrungsmittelaversionen

Bei dieser Gruppe liegt eine gastrontestinale Krankheit organischer oder funktioneller Art vor, die nicht durch Nahrungsmittel verursacht wird. Die Erkrankung manifestiert sich im Regelfall auch ohne die Einnahme der unverträglichen Nahrungsmittel. Diese können jedoch die Symptome verstärken oder sogar auslösen. So kann beispielsweise Orangensaft bei einer Refluxoesophagitis zu Sodbrennen, Fett bei Gallensteinen zu Koliken und eine Mahlzeit beim Magenstase-Typ der funktionellen Dyspepsien zu Völlegefühl führen. Die pathogenetischen Vorgänge dieser Art von Unverträglichkeiten sind nur unzureichend bekannt.

Die Häufigkeit der Nahrungsmittelintoleranzen dieser zweiten Gruppe ist ungleich größer als diejenige der ersten Gruppe, insbesondere, wenn auch Nahrungsmittelaversionen mitberücksichtigt werden. Solche Aversionen kennt praktisch jeder gesunde Mensch. Psychologische Faktoren spielen dabei die entscheidende Rolle. Die Nahrung zeichnet sich bekanntlich nicht nur durch ihre chemische Zusammensetzung aus. Menge, Anblick, Geruch, Zubereitungsart, kulturelle Überlieferungen, persönliche Eß- und Lebensgewohnheiten sind beim Umgang mit Nahrungsmitteln entscheidend. So erklärt sich beispielsweise, daß bei der häufig beschriebenen Fettunverträglichkeit Nahrungmittel mit einem großen Fettgehalt gut vertragen werden, wenn das Fett optisch nicht erkennbar ist (4).

Gastrointestinales Gas

Viele Patienten mit Nahrungsmittelintoleranzen beklagen sich über Meteorismus und Blähungen. Oft wird dabei der Gasgehalt der Nahrung beschuldigt. Stark lufthaltige Speisen wie beispielsweise Eierschnee und Soufflées sowie kohlensäurehaltige Getränke können zwar dyspeptische Beschwerden verstärken, doch werden aus diesen Speisen und Getränken nur kleine Gasvolumina freigesetzt.

Das Gas im Magen-Darm-Trakt entsteht vorwiegend durch 2 Mechanismen (5).

1. Aerophagie

Das Verschlucken von Luft führt zu erhöhtem Luftgehalt im Magen. Es handelt sich dabei um eine unbewußte Verhaltensstörung von großer pathophysiologischer Bedeutung.

2. Intestinale Gasbildung

Im Ileum und Kolon entsteht Gas bei der bakteriellen Fermentation von unverdauten Kohlenhydraten. Von Bedeutung sind dabei die pectinhaltigen Ballaststoffe (6). Andere nicht resorbierte Kohlenhydrate wie Sorbitol bewirken eine dosisabhängige Gasbildung (7). Auch größere Fruktosemengen werden nicht resorbiert und führen zur bakteriellen Gasbildung (8). Schließlich kann eine physiologische Gasproduktion durch die bakterielle Zersetzung von Weizenmehlprodukten und Kartoffeln stattfinden. Die Gasbildung in Ileum und Kolon führt in der Regel eher zur Flatulenz als zu dyspeptischen Beschwerden (9).

Die Suche nach intraluminalem Gas bei Dyspeptikern stößt oft auf ein scheinbares Paradoxon. Trotz des postprandialen Meteorismus und des Blähgefühls ist oft nur wenig Gas im Gastrointestinaltrakt vorhanden (10). In solchen Fällen läßt sich eine erhöhte Empfindlichkeit auf die Dehnung des Magen- und Darmlumens nachweisen (11). Es ist dadurch erklärbar, warum die Patienten mit funktioneller Dyspepsie schon bei einer geringen Zunahme des Gasvolumens Beschwerden empfinden.

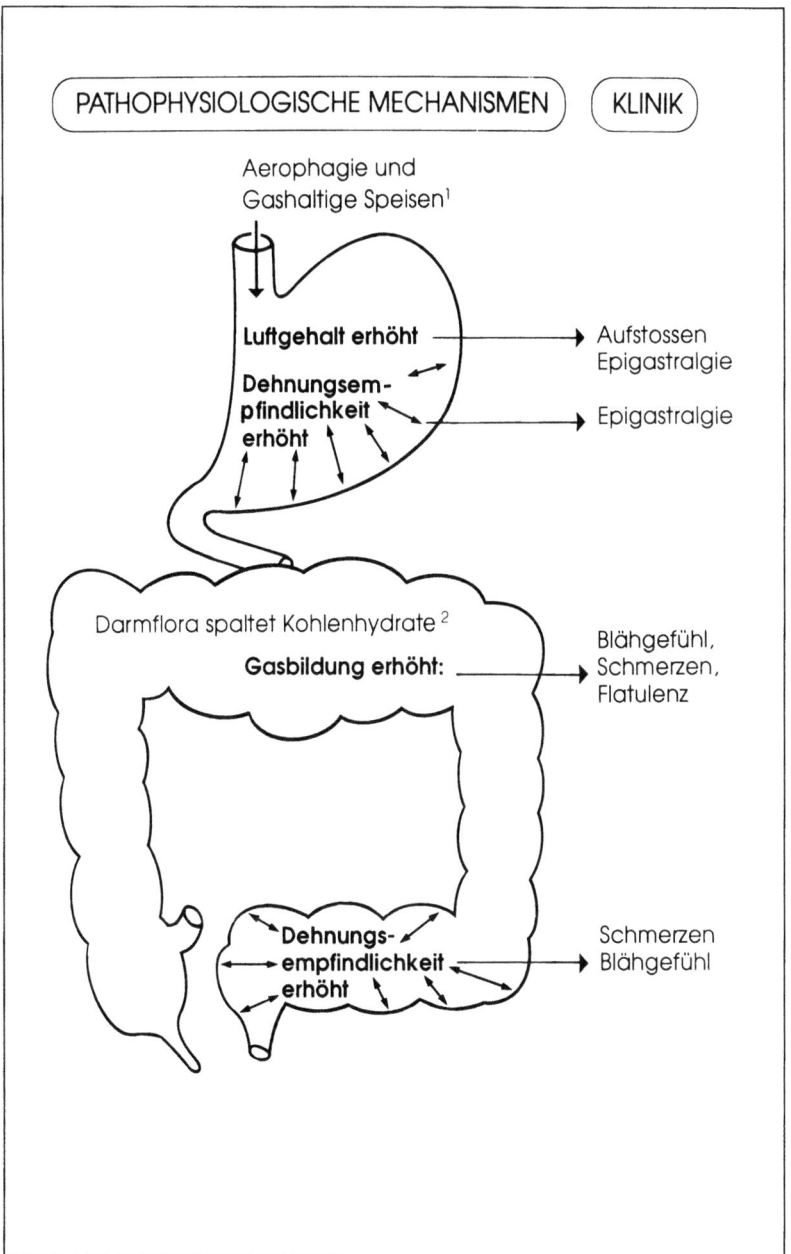

Abb. 15.1: Pathophysiologische Bedeutung des gastrointestinalen Gases
(*1*) Kohlensäurehaltige Getränke, Eierschnee, Soufflées
(*2*) pectinhaltige Ballaststoffe, große Mengen von Fructose und Sorbitol

Ernährungsanamnese bei Dyspepsie

Die genaue Ernährungsanamnese gehört stets zur Abklärung eines Patienten mit dyspeptischen Beschwerden und klärt folgende Punkte:

1. Welche Nahrungsmittel werden mit den Symptomen in Zusammenhang gebracht? Ist nur ein einziges oder sind mehrere Nahrungmittel für die Beschwerden verantwortlich?
2. Welche gastrointestinalen und nicht gastrointestinalen Symptome werden hervorgerufen? Treten diese nach jeder Aufnahme der verdächtigten Nahrungsmittel auf? Welches ist der zeitliche Zusammenhang?
3. Sind die Symptome ausschließlich durch Nahrungsmittel, verursacht? Sind andere Auslösungsfaktoren von größerer Bedeutung vorhanden, beispielsweise Ärger oder körperliche Anstrengung?

Durch die Anamnese allein läßt sich nicht immer entscheiden, ob eine der seltenen Formen der Nahrungsmittelintoleranzen, beispielsweise eine Nahrungsmittelallergie, vorliegt. Bei begründetem Verdacht sind deshalb allergologische und Provokationstests angezeigt (12). Aufwendige Eliminationsdiäten können zur Identifizierung der verantwortlichen Nahrungsbestandteile verordnet werden. Die komplizierte Zusammensetzung der Nahrung erschwert jedoch das Auffinden dieser Bestandteile (13).

Die Anamnese ist schließlich eine therapeutische Hilfe. Beim ersten Arztbesuch wird eine genaue Liste aller schlecht vertragenen Nahrungsmittel erstellt. Später wird dem Patienten empfohlen, die inkriminierten Nahrungsmittel zu meiden. Wenn nötig wird dabei ein Diätplan erstellt. Dieses Vorgehen ist vom Schweizer Gastroenterologen Hafter beschrieben worden (14). Die einfache Methode führt häufig zum Erfolg, denn der Patient fühlt sich verstanden. Der ärztliche Rat hilft ihm, seine eingefahrenen Eßgewohnheiten zu ändern.

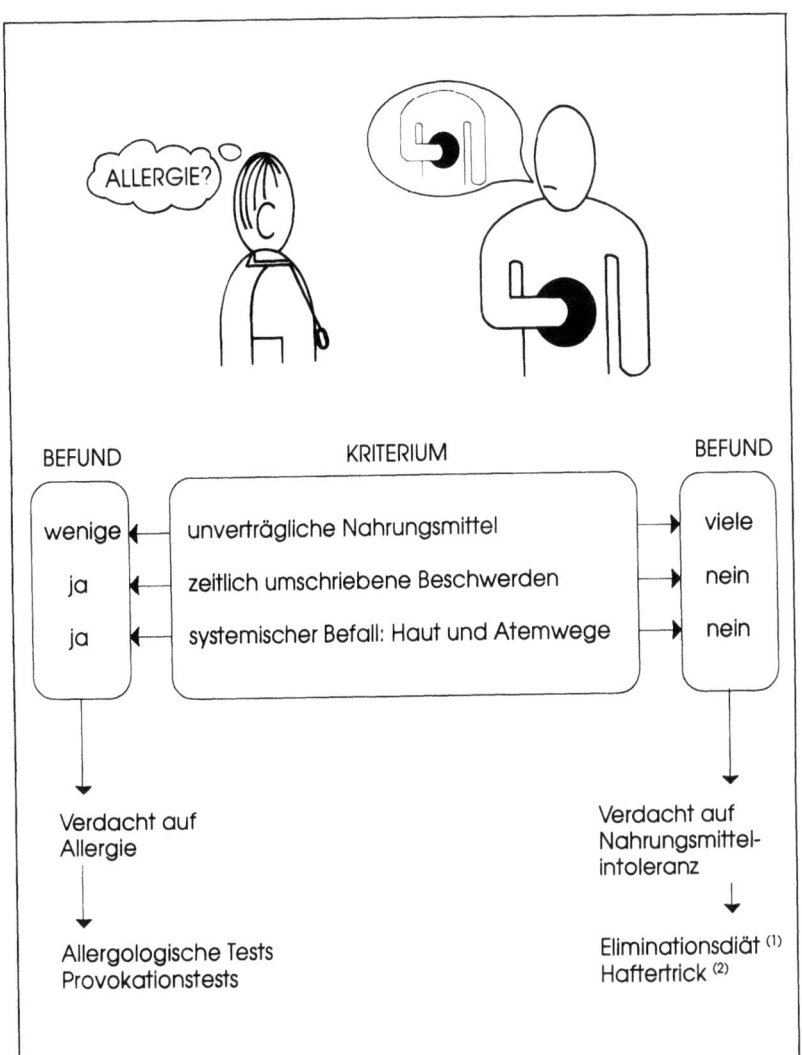

Abb. 15.2: Anamnese und praktisches Vorgehen bei Nahrungsmittelintoleranzen
(1) aufwendig und wegen der komplizierten Zusammensetzung der Nahrung schwer durchführbar.
(2) s. Text

Literatur

Ausgewählte Arbeit von besonderem Interesse

Anderson JA (1986) The establishment of common language concerning adverse reactions to foods and food additives. J All Clin Immunol 78:140-144.
Grundsatzarbeit zur Begriffsdefinition der Nahrungsmittelintoleranzen. 15 zitierte Arbeiten.

Zitierte Arbeiten

1. Bretholz A, Blum AL (1990) Intolérances et allergies alimentaires. Médecine et Hygiène 48:217–222.
2. Burbige EJ, Lewis DR, Halsted CH (1991) Alcohol and the gastrointestinal tract. Med Clin N Am 68:77–89.
3. Hofer T, Wütrich B (1985) Nahrungsmittelallergien. II Häufigkeit der Organmanifestationen und der allergieauslösenden Nahrungsmitteln. Schweiz Med Wschr 115:1437–1442.
4. Taggart D, Billington BP (1966) Fatty foods and dyspepsia. Lancet ii:464–466.
5. Read NW (1987) Gastrointestinales Gas. In: Blum AL, Siewert JR, Koelz HR, Aeberhard P., (eds.) Gastroenterologische Pathophysiologie (Interdisziplinäre Gastroenterologie). Springer, Berlin Heidelberg New York S. 21–26.
6. Vahouny GV (1987) Effects of dietary fiber on digestion and absorption. In: Johnson LR., ed. Physiology of the Gastrointestinal Tract. Raven Press, New York pp 1623–1648.
7. Nelis GF, Vermeeren MAP, Jansen WN(1990) Role of fructose-sorbitol malabsorption in the irritable bowel syndrome. Gastroenterology 99:1016–1020.
8. Rumessen JJ, Gudmand-Hoyer E (1988) Functional bowel disease: malabsorption and abdominal distress after ingestion of fructose, sorbitol, and fructose-sorbitol mixtures. Gastroenterology 95:694–700.
9. Read NW (1985) Mechanisms of flatulence and diarrhoea. Br J Surg 72:S5–S6.
10. Lasser RB, Bond JH, Levitt MD (1975) The role of intestinal gas in functional abdominal pain. N Engl J Med 293:524–526.

11. Coffin B, Azpiroz F, Malagelada JR (1991) Selective gastric hypersensitivity and reflex hyporeactivity and functional dyspepsia. Gastroenterology 100(5):A431. (Abstract)
12. Ciprandi G, Scordamaglia A, Cheli R, Canonica GW (1990) Food allergy and digestive pathology: pathophysiologic, diagnostic and therapeutic aspects. Dig Dis 8: 89–98.
13. Pastorello E, Stocchi L, Bigi A, Pravettoni V, Schilke ML, Valente D, Zanussi C (1989) Value and limits of diagnostic tests in food hypersensitivity. Allergy 44 Suppl 9:151–158.
14. Hafter E (1978) Praktische Gastroenterologie. Thieme, Stuttgart S 27.

16 Therapieprinzipien

Die Behandlung des Patienten mit chronischen funktionellen dyspeptischen Beschwerden beruht auf 4 Grundlagen:

1. Vertrauensbeziehung zwischen Patient und Arzt

Eine Vertrauensbeziehung zwischen Patient und Arzt ist die Grundlage für die in der Regel langwierige und schwierige Behandlung (1). Die Anamnese ist für den Arzt die erste Gelegenheit, sich dem Patienten zuzuwenden. Durch die genaue Erfassung der Beschwerden wird der Patient ernstgenommen. Nach Ausschluß organischer Erkrankungen ist die Vertrauensbeziehung besonders wichtig. Eine verständnisvolle und erklärende Haltung trägt zur besseren Akzeptanz der Beschwerden bei (2). Wiederholte Kontrollen mit einem kurzen Gespräch und einer körperlichen Untersuchung helfen dem Patienten, bestehende Ängste abzubauen. Zeit und Geduld sind nötig, damit der Patient lernen kann, mit den Symptomen auszukommen (3). Schließlich gelingt es, die Fixierung des Patienten auf seine abdominellen Symptome zu lösen. Dadurch lernt der Patient, sich mit den bisher verdrängten psychosozialen Problemen auseinanderzusetzen. Es wird möglich, dem Patienten die Verknüpfung seiner Probleme mit den abdominellen Beschwerden bewußt zu machen (4). Dies führt zu einem verminderten Leidensdruck, im Optimalfall sogar zum Verschwinden der Beschwerden.

Aufwendigere Maßnahmen wie Entspannungs- und Hypnotherapie, individuell oder in der Gruppe, können in bestimmten Fällen zum Erfolg führen (5–11).

2. Diagnostische Maßnahmen

Die zeitliche Trennung von diagnostischen und therapeutischen Maßnahmen ist in der Praxis nicht möglich. Einzelheiten hierzu werden in Kap. 9, S. 90 besprochen. Die diagnostischen Maßnahmen gehören zur Therapie. Vor allem hat der Ausschluß organischer Erkrankungen eine therapeutische Wirkung bei Patienten, die Angst vor einer schweren Krankheit haben.

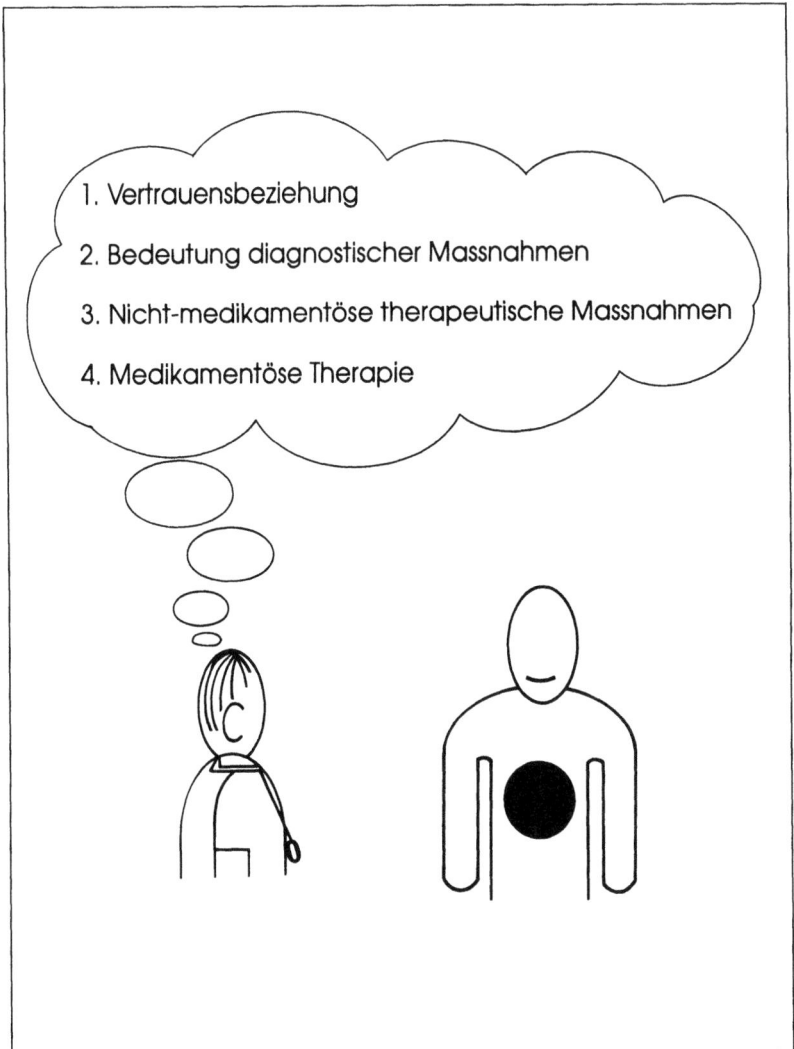

Abb. 16.1: Therapiegrundlagen bei chronischer funktioneller Dyspepsie
1. Wiederholte Kontrolluntersuchungen mit Gesprächstherapie, eventuell Entspannungs- oder Hypnotherapie führen zu einer besseren Akzeptanz der Beschwerden. Der Patient fühlt sich ernstgenommen und verstanden.
2. Der Ausschluß organischer Erkrankungen ist bei Patienten, die Angst vor einer schweren Erkrankung haben, von großer therapeutischer Bedeutung. Die diagnostischen Maßnahmen werden in den Kap. 9–14 (S. 86, 96, 106, 114, 112 und S. 128) besprochen.
3. s. Abb. 16.2.
4. s. Kap. 17, S. 148

Andererseits können die Patienten enttäuscht sein, weil die negativ verlaufene Suche nach organischen Krankheiten ihre Beschwerden nicht erklärt. Die Objektivierung der Funktionsstörung erleichtert solchen Patienten das Verständnis ihrer Erkrankung. Dadurch können diese Patienten besser mit ihren Beschwerden leben. Der Patient wird präzis über die Ergebnisse der Untersuchungen informiert. Es wird auf den Ausschluß einer ernsthaften Krankheit hingewiesen. Aussagen wie: "Es ist alles in Ordnung, Sie bilden sich nur ein, krank zu sein" sind vom pathophysiologischen Standpunkt aus falsch und therapeutisch ungünstig (12).

3. Nichtmedikamentöse Maßnahmen

Exogene Noxen und Ernährung

Viele Medikamente verursachen Nebenwirkungen, die dem gesamten Symptomspektrum der Dyspepsie entsprechen. Diese Nebenwirkungen werden durch Dosisanpassung oder Wechsel auf andere Arzneigruppen behoben. Beispielsweise können die gastrotoxischen nichtsteroidalen Antirheumatika durch besser verträgliche Analgetika ersetzt werden (13).

Die Ernährung von Patienten mit funktioneller Dyspepsie soll hinsichtlich der Zusammensetzung der Nahrung und der Eßgewohnheiten verbessert werden. In Kap. 15, S. 131 wird auf die Nahrungsmittelintoleranzen eingegangen. Der Diätplan berücksichtigt bei jedem dyspeptischen Patienten die individuellen Intoleranzen (14). Zudem sollen die Eßgewohnheiten in bezug auf Regelmäßigkeit, Zeitpunkt, Dauer und Ort der Essenseinnahme verbessert werden. Empfehlungen zur Kau- und Schlucktechnik sind bei hastigem Essen und Aerophagie sinnvoll (15).

1. NOXEN
* Rauchen einstellen
* Gastrotoxische Medikamente
    - Patienten über Nebenwirkungen informieren (kann zur Akzeptanz der Dyspepsie genügen)
    - Präventive Medikation (z.B. nichtsteroidale Antirheumatika in Kombination mit Ulcustherapeutika verordnen)
    - Dosisanpassung
    - Verordnungspause
    - Wechsel der Applikationsform (z.B. Suppositorien)
    - Wechsel auf anderes Wirkungsprinzip (z.B. von nichtsteroidalen Antirheumatika auf Paracetamol)
* Alkoholkonsum reduzieren oder bei individueller Unverträglichkeit einstellen

2. PSYCHE
* genügend Zeit für Gespräch einplanen
* Spannungen zur Sprache bringen (s. Punkt 3).
* Zusammenhänge Körper-Psyche erklären
* aktive Teilnahme des Patienten am Therapieplan fördern
* Bevorzugte Aktivitäten identifizieren und fördern

3. LEBENSFÜHRUNG: EMPFEHLUNGEN AN DEN PATIENTEN

FAMILIE, BEZIEHUNGEN

* Konflikte mit Beziehungspersonen offen besprechen

BERUF - ARBEIT

* Selbstwertgefühl und Zufriedenheit in der Arbeit suchen
* Arbeitsplatz optimal einrichten (Lärm, Licht, etc.)
* sich über Arbeitskonflikte aussprechen
* Arbeitsweg für angenehme oder sinnvolle Massnahmen nutzen (zum Beispiel Bewegung, Lesen)
* Pausen geniessen

FREIZEIT - HOBBYS - URLAUB - KULTUR

* Lebensführung nach persönlichen Interessen ausrichten
* sich genügend Bewegung verschaffen, Sport betreiben
* genügend schlafen
* Urlaub zur Entspannung bzw. für bevorzugte Aktivitäten nutzen

4. STUHLGANG
* Obsessionelle Stuhlgewohnheiten identifizieren und abbauen

Abb. 16.2: Richtlinien für den Arzt zu allgemeinen nichtmedikamentösen und nichtdiätetischen Maßnahmen bei funktioneller Dyspepsie

Maßnahmen gemäß Dyspepsie-Typ

Im Fällen von refluxartigen Symptomen wie bei Herrn Saurer sind folgende Empfehlungen sinnvoll:

Eine gewichtsreduzierende Diät, eine ballaststoffreiche Kost zur Behebung von Obstipation und refluxinduzierendem Pressen beim Stuhlgang, eine eiweißreiche und fettarme Kost, der Verzicht auf den unteren Oesophagussphinkter schwächende Substanzen wie Pfefferminze, säurehaltige Getränke wie Coca Cola oder Orangensaft, der Verzicht auf ein spätes Abendessen und das Fernsehpicknick. Empfohlen wird auch Schlafen mit erhöhtem Kopfende des Bettes.

Bei Fräulein Eisenstein, bei der eine Magenstase angenommen wird, sind fraktionierte, fettarme Mahlzeiten nützlich. Der Verzicht auf stark kohlensäurehaltige Getränke und gasbildende Nahrungsmittel wie Sorbit, Fructose, Ballaststoffe und blähende Gemüse kann zu einer Abnahme des Blähgefühls beitragen.

Die Dyspepsie des Ulkus-Typs von Herrn Grimmer ist mit diätetischen Maßnahmen kaum zu beeinflussen. Probleme der allgemeinen Lebensführung wie Hobbys, Schlaf und Urlaub sollen mit dem Patienten diskutiert werden. Solche Maßnahmen sind besonders bedeutsam im Falle des Mischtyps von Frau Mischler.

Die vermutete Gallenwegsdyskinesie von Frau Biliardi ist diätetisch schwierig zu behandeln, da die pathophysiologischen Mechanismen unklar sind. Das Verordnen einer fettarmen Kost ist angebracht, wenn der Patient nicht schon von sich aus fettreiche Speisen meidet.

Allgemeine Lebensführung

Allgemeine Gesundheitsempfehlungen haben ihre Berechtigung, obwohl ihre spezifische Wirkung bei Dyspepsie nicht untersucht ist. Das Einstellen des Rauchens, das Erreichen des Normalgewichts sowie einfache Maßnahmen in anderen Bereichen der Lebensführung, wie körperlicher Aktivität, Hobbys und Urlaub, tragen zur Verbesserung der Lebensqualität bei.

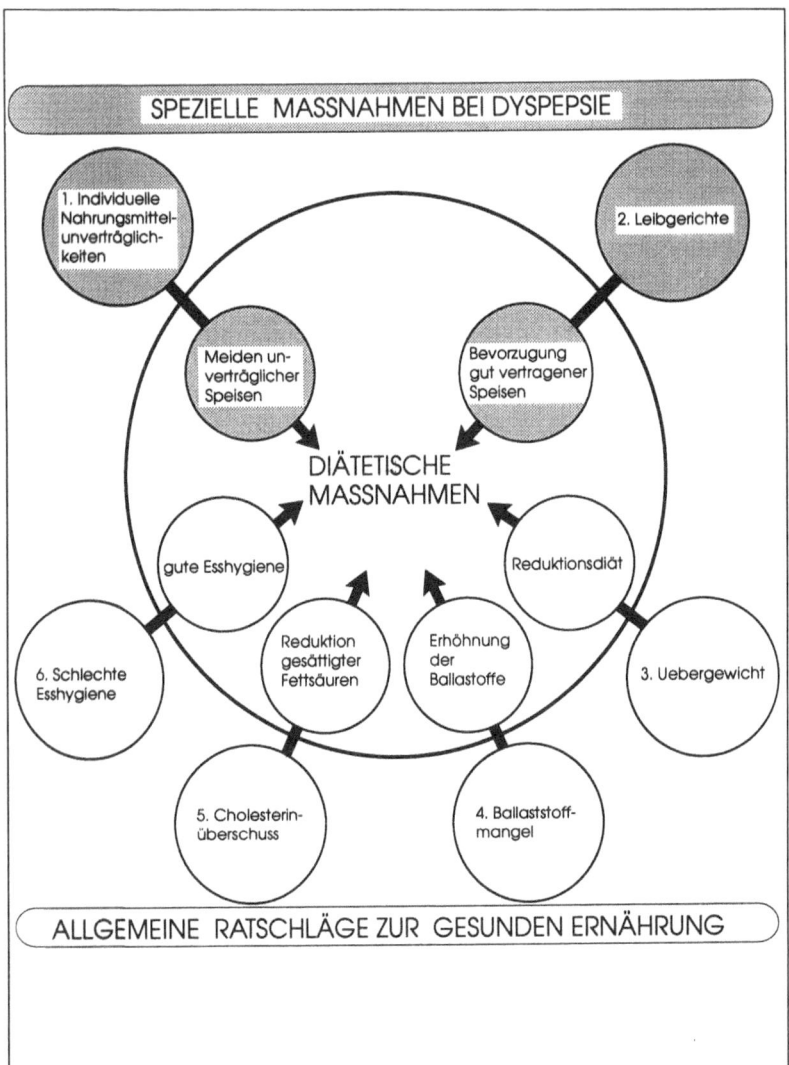

Abb. 16.3: Nichtmedikamentöse diätetische Maßnahmen bei funktioneller Dyspepsie
1. Sogenannter Hafter-Trick s. S. 136
2. unter Berücksichtigung von 3, 4 und 5;
3. selten Kalorienzulage bei Übergewicht;
4. unter Berücksichtigung von 1, selten ballaststoffarme Diät bei Ballaststoffunverträglichkeit;
5. zur Vorbeugung kardiovaskulärer Erkrankungen;
6. Eßlokal, Dauer der Mahlzeit, Regelmäßigkeit der Mahlzeiten, Kauen und Schlucken, postprandiale Aktivität

4. Medikamentöse Therapie

Die medikamentöse Therapie wird im folgenden Kap. 17, S. 148 besprochen. Eine günstige und anhaltende Wirkung durch die alleinige Gabe von Medikamenten ist selten zu erwarten.

5. Chirurgische Maßnahmen

Chirurgische und andere invasive Maßnahmen haben bei funktioneller Dyspepsie keinen Platz (16). So sind die chirurgische oder endoskopische Papillotomie sowie die Cholezystektomie bei biliären Dyskinesien (s. Kap. 8, S. 82) abzulehnen (17).

Literatur

Ausgewählte Arbeit von besonderem Interesse

Drossman DA (1989) The physician and the patient: review of the psychosocial gastrointestinal literature with an integrated approach to the patient. In: Sleisenger MH, Fordtran JS., (eds.) Gastrointestinal Disease: Pathophysiology, Diagnosis, Management. Saunders, Philadelphia: 3–20.
  Übersichtsarbeit; Die Arzt-Patienten Beziehung und die Rolle der psychosozialen Faktoren bei funktionellen gastrointestinalen Erkrankungen werden diskutiert. 124 zitierte Arbeiten.

Zitierte Arbeiten

1. Drossman DA (1991) Illness behaviour in the irritable bowel syndrome. Gastroenterology Intl 4:77–81.
2. Kellner R (1979) Psychotherapeutic strategies in the treatment of psychophysiologic disorders. Psychother Psychosom 32:91–100.
3. Adler G, Schüffel W. Funktionelle Syndrome im gastrointestinalen Bereich. Der Internist 1991; 32: 19–25.
4. Guthrie E, Creed F, Dawson D, Tomenson B (1991) A controlled trial of psychological treatment for the irritable bowel syndrome. Gastroenterology 100:450–457.
5. Harvey RF, Hinton RA, Gunary RM, Barry RE (1989) Individual and group hypnotherapy in treatment of refractory irritable bowel syndrome. Lancet i:424–425.
6. Shay SS, Johnson LF, Wong RKH, Curtis DJ, Rosenthal R, Lamott JR, Owensby LC (1986) Rumination, heartburn, and daytime gastrooesophageal reflux. A case study with mechanisms defined and succesfully treated with biofeedback therapy. J Clin Gastroenterol 8:115–126.
7. Latimer PR, Malmud LS, Fisher SR. Gastric stasis and vomiting: behavioral treatment. *Gastroenterology* 1982; 83: 684–688.
8. Whitehead WE, Drescher VM (1980) Perception of gastric contractions and self-control of gastric motility. Psychophysiology 17:552–558.
9. Ormieres D, Martin A, Deroche D, Gaulthier C, Lefevre C, Voisinet C, Murat J (1982) 6 cases 3 years after electrogastrographic biofeedback. Agressologie 23:283–284.
10. Arn I, Theorell T, Uvnas-Moberg K, Jonsson CO (1989) Psychodrama group therapy for patients with functional gastrointestinal disorders: a controlled long-term follow-up study. Psychother Psychosom 51:113–119.
11. Thompson WG (1990) Une stratégie thérapeutique dans le syndrome de l'intestin irritable. Gastroenterol Clin Biol 14:74C–80C.
12. Heaton KW, Ghosh S, Braddon FEM (1991) How bad are the symptoms and bowel dysfunction of patients with the irritable bowel syndrome? A prospective, controlled study with emphasis on stool form. Gut 32:73–79.
13. Laporte JR, Carn X, Vidal X, Moreno V, Juan J (1991) Upper gastrointestinal bleeding in relation to previous use of analgesics and non-steroidal anti-inflammatory drugs. Lancet 337:85–89.
14. Sloan AE, Powers ME (1986) A perspective on popular perceptions of adverse reactions to foods. J All Clin Immunol 78:127–133.
15. Valori RM, Hallisey MT, Dunn J. Power of oesophageal peristalsis can be controlled voluntarily. Gut 1991; 32:236–239.
16. Christiansen J, Aagaard P, Koudahl G (1973) Truncal vagotomy and drainage in the treatment of ulcer-like dyspepsia without ulcer. Acta Chir Scand 139:173–175.
17. Krims PE, Cotton PB (1988) Papillotomy and functional disorders of the sphincter of Oddi. Endoscopy 20:203–206.

17 Medikamentöse Therapie

Die Vielfalt der angebotenen Medikamente zur Behandlung von dyspeptischen Beschwerden ist ein Hinweis auf das Fehlen einer wirklich befriedigenden medikamentösen Therapie. Der Wirkungsnachweis ist schwierig zu erbringen, denn gut die Hälfte der dyspeptischen Patienten spricht zumindest vorübergehend auf eine Plazebotherapie an. Zudem sind funktionelle Dyspepsien chronische Erkrankungen mit rezidivierendem Verlauf. Verschiedene pathophysiologische Mechanismen sind für die Erkrankungen verantwortlich. Ein einzelner Mechanismus kann verschiedenartige Symptome verursachen, und einem einzelnen Symptom können unterschiedliche Mechanismen zugrunde liegen (1). Da die eigentlichen Ursachen der Erkrankung unbekannt sind, ist eine kausale Therapie zur Zeit nicht möglich.

Zur Auswahl stehen grundsätzlich zwei medikamentöse Therapiestrategien.

Provisorische Therapie

Die provisorische Therapie dient zum Überbrücken der Zeit zwischen dem ersten Arztbesuch und dem Vorliegen der Resultate der Abklärungsuntersuchungen. Ausnahmsweise wird sie auch dann eingesetzt, wenn der natürliche Verlauf der Krankheit beobachtet werden soll oder wenn infolge von wichtigen Änderungen in der Lebensführung eine Besserung erwartet werden darf (2). In solchen Fällen ist ein günstiger Verlauf auch bei Verzicht auf eine kurmäßige medikamentöse Behandlung zu erwarten. Bei der provisorischen Therapie wird in der Regel ein Medikament mit lokaler Aktivität und geringer Wirksamkeit nach Bedarf, das heißt nur bei Auftreten von Beschwerden, verordnet. Geeignete Medikamente sind Antazida, Alginsäure und Entschäumer (3–5).

Die Antazida blicken auf eine über 2000jährige Tradition in verschiedenen Kulturkreisen zurück. Dieser Umstand erklärt ihre anhaltende weltweite Popularität. Es sind uns jedoch keine schlüssigen Hinweise dafür bekannt, daß die Antazida bei der Therapie funktioneller Dyspepsien einer Placebotherapie überlegen sind. Antazida werden besonders häufig bei der Selbstmedikation im Falle von kurzdauernden, gelegentlichen Verdauungsbeschwerden, die jeder Mensch kennt, eingesetzt.

Tabelle 17.1: Medikamente zur Behandlung einer Dyspepsie

1. KAUSALE THERAPIE

unbekannt

2. PROVISORISCHE THERAPIE

ANTAZIDA - ALGINSÄURE - ANTIFLATULENTIA
* lokal aktive Medikamente
* bei Bedarf
* Ueberbrückung und Verlaufsbeobachtung

3. PROBATORISCHE THERAPIE MIT MEDIKAMENTEN ERSTER WAHL

PROKINETIKA oder
H2 ANTAGONISTEN
* Medikamentenwahl gemäss Hauptsymptom
* Kurmässige Therapie von 4 Wochen

4. SINNVOLLE MEDIKAMENTE ZWEITER WAHL

* Psychopharmaka (Anxiolytika und Antidepressiva)
  bei PSYCHISCHEN INDIKATIONEN
* Wismutsalze und Antibiotika gegen Helicobacter pylori bei
  DYSPEPSIE DES ULKUS-TYPS
* Nitrate und Kalziumantagonisten bei DYSPEPSIE DES BILIÄR-TYPS ?

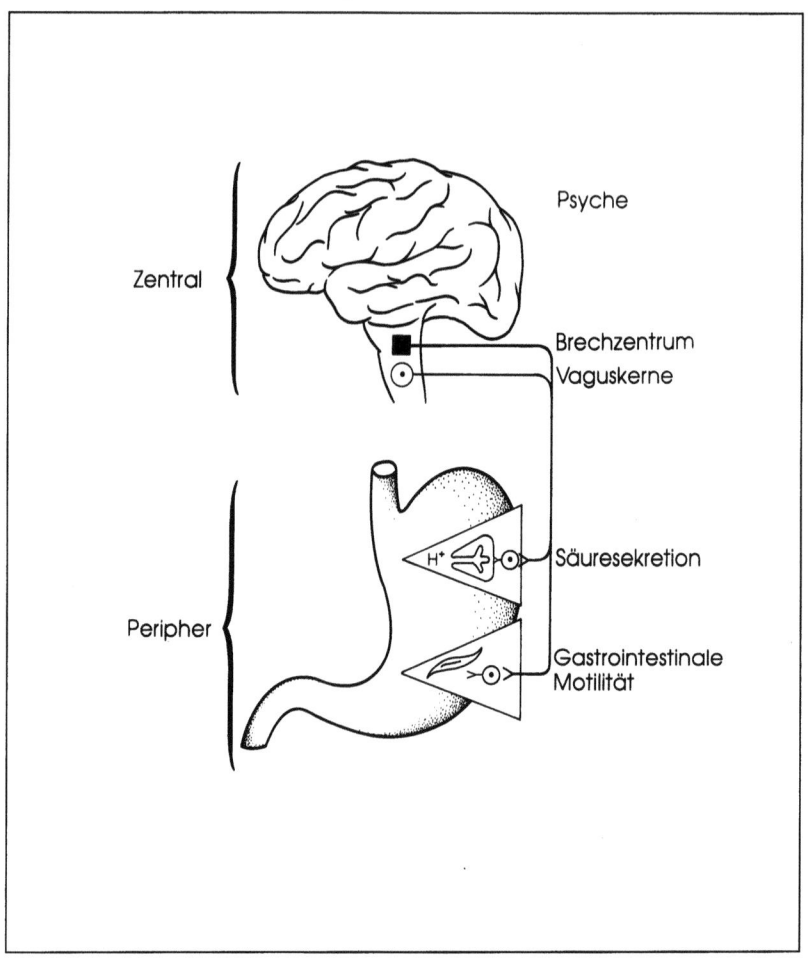

Abb. 17.1: Angriffspunkte der medikamentösen Therapie bei Dyspepsie
Die Nervenzellen ⊶ des enteralen Nervensystems (ENS) regulieren die Aktivität der gastrointestinalen Muskelzellen und der Parietalzellen. Diese sezernieren die Magensäure H^+

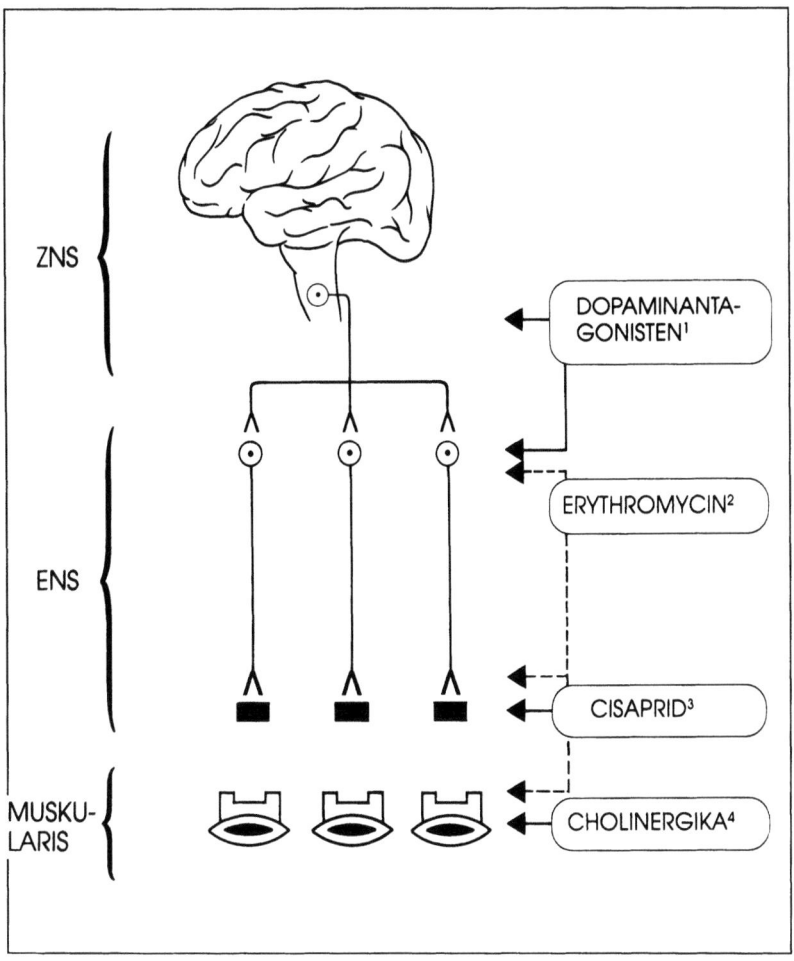

Abb. 17.2: Wirkungsmechanismen von motilitätsfördernden Medikamenten (Prokinetika)

(1) Die Dopaminantagonisten haben eine zentrale antiemetische Wirkung auf die Dopaminrezeptoren der Area postrema. im enteralen Nervensystem (ENS) besteht der Wirkungsmechanismus wahrscheinlich in der Stimulierung von Dopaminrezeptoren. Dadurch wird Azetylcholin freigesetzt.

(2) Erythromycin wirkt u.a. auf die Motilinrezeptoren der Ganglien- und Muskelzellen. Die klinische Erfahrung ist noch ungenügend.

(3) Cisaprid fördert die Freisetzung von Azetylcholin ▬ im enteralen Nervensystem (ENS).

(4) Die Cholinergika wie beispielsweise das Bethanechol wirken direkt auf die Azetylcholinrezeptoren ⊔ der Muskelzellen ◉

Probatorische Therapie

Die kurmäßige probatorische Therapie wird eingesetzt, wenn eine organische Erkrankung unwahrscheinlich ist. In der Praxis wird vor der probatorischen Therapie selten eine vollständige Abklärung durchgeführt. Oft wird der Eindruck, daß keine organische Krankheit vorliegt, ausschließlich durch die Anamnese oder durch Anamnese und wenige Untersuchungsergebnisse vermittelt, wie dies bei Herrn Saurer und bei Fräulein Eisenstein der Fall ist. Falls die probatorische Behandlung erfolgreich ist, wird nicht weiter abgeklärt. Der Arzt begnügt sich mit dem Erfolg seiner Therapie und nimmt an, daß es sich um eine funktionelle Dyspepsie handelt. Eine Diagnose ex juvantibus ist aufgrund der probatorischen Therapie allerdings kaum möglich. Darauf wird in Kap. 9, S. 92 eingegangen. Die probatorische Therapie soll konsequent und zugleich flexibel durchgeführt werden. Sie darf erst dann als wirkungslos bezeichnet werden, wenn nach adäquater Dosierung und Behandlungsdauer ein Erfolg ausgeblieben ist. Die einzusetzenden Medikamente erster Wahl sind die motilitätsfördernden Substanzen, die sogenannten Prokinetika (6), und die Säuresekretionshemmer. Die Prokinetika haben eine günstige Wirkung auf die der Erkrankung zugrundeliegenden motorischen Funktionsstörungen (7, 8), die Säuresekretionshemmer wirken dagegen vorwiegend symptomatisch (9, 10).

Wahl des Medikaments nach den Hauptsymptomen

Der Wirkungsmechanismus der Prokinetika ist für die Medikamentenwahl ausschlaggebend (11). Es werden die zentral- und peripher wirkenden Dopamin-Antagonisten von den rein peripher wirkenden azetylcholinfreisetzenden Prokinetika unterschieden (12–14).

Tabelle 17.2: **Initiale probatorische medikamentöse Therapie der Dyspepsien mit Medikamenten erster Wahl.** Es erfolgt eine Differenzierung aufgrund der Hauptsymptome

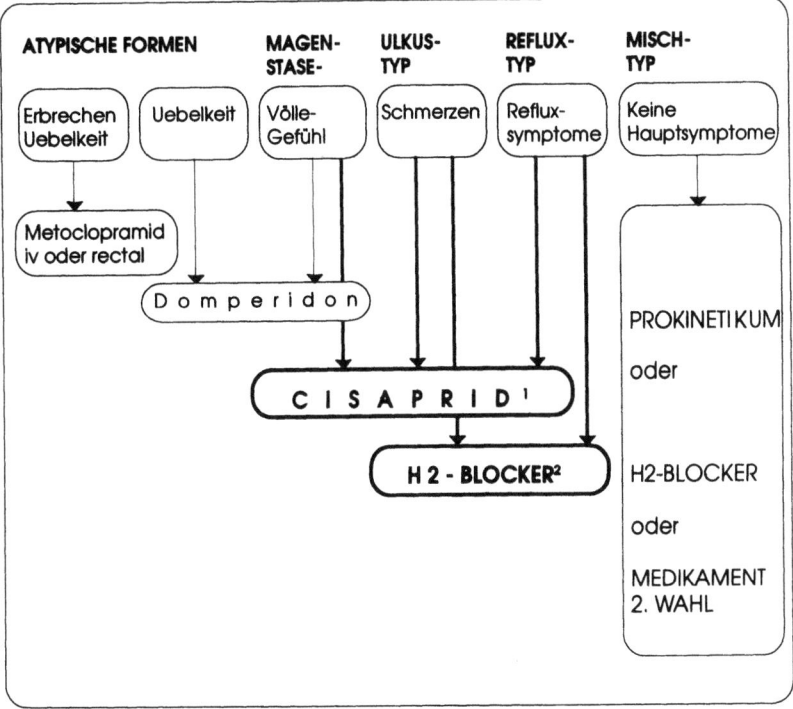

(1) **Cisaprid**
Die Dosis beträgt initial 3 x 5 mg pro Tag. Später kann die Dosis auf 3 x 10 mg, ausnahmsweise sogar bis auf 4 x 20 mg, pro Tag gesteigert werden. Die Therapiedauer sollte mindestens 4 Wochen betragen

(2) **H₂-Antagonisten**
Eine Kur mit einem H_2-Antagonisten, beispielsweise mit Ranitidin, 2 x 150 mg pro Tag, erstreckt sich über 4 Wochen. Sie kann bei Bedarf wiederholt werden. Gelegentlich ist eine noch stärkere Säurehemmung notwendig

Die Therapie des Biliärtyps wird in dieser Tabelle nicht besprochen (s. S. 156).

Dominiert Übelkeit die Beschwerden, muß ein starkes zentrales Antiemetikum wie das Metoclopramid verabreicht werden. Bei starkem Erbrechen werden intravenöse oder rektale Präparate vorgezogen. Das Domperidon wird bei Übelkeit ohne Erbrechen verabreicht, besonders wenn zusätzlich Beschwerden wie Völlegefühl auftreten (15). Unter den Dopamin-Antagonisten, insbesondere unter dem Metoclopramid, können ernsthafte extrapyramidale und endokrinologische Nebenwirkungen auftreten. Rein peripher wirkende Prokinetika wie das Cisaprid sind deshalb bei den Symptomen Völlegefühl und leichten ulkusartigen Schmerzen den Dopamin-Antagonisten vorzuziehen (16). Das Cisaprid, welches zur Azetylcholin-Freisetzung im enteralen Nervensystem führt, bewirkt eine Anregung der gastrointestinalen Motorik, verbessert die Magenentleerung und die gastroduodenale Koordination. Bei Patienten mit leichten Obstipationsproblemen kann auch die motilitätsstimulierende Wirkung des Cisaprids auf das Kolon erwünscht sein. Das Bestehen einer Diarrhö stellt eine Einschränkung der Therapie mit Cisaprid dar. Cisaprid kann nämlich Diarrhö und Meteorismus als Nebenwirkungen auslösen (17). Solche Nebenwirkungen können durch eine initial niedrigere Dosierung oft vermieden werden (18). Mit dem Cisaprid ist auch eine günstige Wirkung auf Refluxsymptome beschrieben worden (19).

Bei solchen Beschwerden ziehen wir jedoch die H_2-Antagonisten vor (20, 21). Sie vermindern die Azidität des refluierenden Magensaftes und dadurch die Säureexposition der Oesophagusmukosa. Die H_2-Antagonisten können auch bei ulkusartigen Schmerzen verabreicht werden. Trotz bekanntem Wirkungsmechanismus der Sekretionshemmer bleibt in diesen Fällen ungeklärt, wie die nachgewiesene Wirkung zustandekommt.

Medikamente zweiter Wahl

Es lassen sich 2 Gruppen solcher Medikamente unterscheiden:

1. Medikamente mit sinnvollem Wirkungsmechanismus, deren Gebrauch diskutabel ist, beispielsweise

- Psychopharmaka wie Anxiolytika und Antidepressiva bei Patienten mit dominierenden psychischen Beschwerden
- Wismutsalze und Antibiotika gegen Helicobacter pylori bei Dyspepsie des Ulkus-Typs (22–25), siehe unten.
- Erythromycin, das eine gute motilitätsfördernde Wirkung bei Dyspepsie des Magenstase-Typs (26) besitzt, kann wegen ungenügender Erfahrung noch nicht empfohlen werden.

2. Medikamente mit bekanntem Wirkungsmechanismus, deren Einsatz bei funktioneller Dyspepsie jedoch nicht sinnvoll ist.

- Beispielsweise ist das Verordnen von Pankreasenzymen bei Patienten mit gesundem Pankreas überflüssig, es sei denn, eine Plazebotherapie werde angestrebt (27).
- Ebenso ist die Verabreichung von Cholagoga bei den funktionellen Dyspepsien nutzlos.

Der Stellenwert einer Eradikationstherapie von Helicobacter pylori (s. S. 116 ff) bei Patienten mit funktioneller Dyspepsie ist umstritten, weil manche Patienten selbst nach dauerhafter Eradikation und Abheilung der Gastritis weiterhin symptomatisch bleiben. Zudem kann zur Zeit keine verbindliche therapeutische Empfehlung gegeben werden. Von den über 40 publizierten Optionen (auf deren Bibliographie wir verzichten) empfehlen wir:

1. Während 7 bis 10 Tagen kolloidales Wismut-Subzitrat, 4 x 1 Filmtablette pro Tag, Metronidazol 500 mg, 3–4 x 1 Tablette pro Tag und Tetrazyklin 500 mg, 3–4 x 1 Kapsel pro Tag. Vor Therapiebeginn wird ein Resistenz-Test in vitro durchgeführt. Bei Metronidazolresistenz wird statt Metronidazol Amoxicillinsaft (3 x 500 mg Amoxicillin) verabreicht. Die Erfolgskontrolle mit Endoskopie (CLO-Test) oder Atemtest wird 1 Monat nach Therapieende durchgeführt.

2. Eine Alternative ist die Verabreichung einer hohen Dosis von Omeprazol (40 bis 80 mg pro Tag) während mindestens 3 Wochen. In der letzten Woche wird Amoxicillinsaft (3 x 500 mg Amoxicillin) zugelegt. Erfolgskontrolle wie bei (1).

Die medikamentöse Therapie des Biliär-Typs spiegelt unsere unvollständigen pathophysiologischen Kenntnisse wider. Das Ansprechen der Patienten mit biliären Symptomen auf unterschiedliche, sogar gegensätzlich wirkende Medikamente, wie das motilitätfördernde Cisaprid einerseits (29) und die motilitätshemmenden Nitrate (30) und Kalziumantagonisten (31) andererseits, erlaubt keine klaren Therapieempfehlungen.

Literatur

Ausgewählte Arbeit von besonderem Interesse

Dobrilla G, Comberlato M, Steele A, Vallaperta P (1989) Drug treatment of functional dyspepsia. A meta-analysis of randomized controlled clinical trials. J Clin Gastroenterol 11:169–177.
 Metaanalytische Auswertung von 23 kontrollierten, randomisierten Studien über die medikamentöse Therapie der funktionellen Dyspepsien. Bei Dyspepsie des Ulkus-Typs sind Säuresekretionshemmer und bei der Dyspepsie des Dysmotilitäts-Typs Prokinetika wirksam. 62 zitierte Arbeiten.

Zitierte Arbeiten

1. Bonfils S, Phuoc KN, Rene E (1988) Non-ulcerous dyspepsia. Toward a rational approach in therapeutic studies. Gastroenterol Clin Biol 12:187–192.
2. Goodson JD, Richter JM, Lane RS, Beckett TF, Pingree RG (1986) Empiric antacids and reassurance for acute dyspepsia. J Gen Intern Med 1:90–93.
3. Berstad A, Alexander B, Weberg R, Serck-Hanssen A, Holland S, Hirschowitz BI (1988) Antacids reduce Campylobacter pylori colonization without healing the gastritis in patients with nonulcer dyspepsia and erosive prepyloric changes. Gastroenterology 95:619–624.
4. Uzan M, Uzan S, Sureau C, Richard Berthe C (1988) Pyrosis et regurgitations au cours de la grossesse. Efficacité et innocuité d'un traitement par Gaviscon suspension. Rev Fr Gynecol Obstet 83: 569–572.
5. Dimethicone for gastrointestinal symptoms? Drug Ther Bull 1986; 24: 21–22.
6. Camilleri M, Malagelada JR, Abell TL, Brown ML, Hench V, Zinsmeister AR (1989) Effect of six weeks of treatment with cisapride in gastroparesis and intestinal pseudoobstruction. Gastroenterology 96:704–712.
7. Testoni PA, Bagnolo F, Fanti L, Passaretti S, Tittobello A (1990) Longterm oral cisapride improves interdigestive antroduodenal motility in dyspeptic patients. Gut 31: 288–290.
8. Valori RM, Kumar D, Wingate DL (1986) Effects of different types of stress and of „prokinetic" drugs on the control of the fasting motor complex in humans. Gastroenterology 1986; 90:1890–1900.
9. Karnad DR, Abraham P, Rathod NM, Nazareth HM (1990) Test for H2-antagonist response in non-ulcer dyspepsia. Lancet 335:657–658.
10. Nyren O, Adami HO, Bates S, Bergstrom R, Gustavsson S, Loof L, Nyberg A (1986) Absence of therapeutic benefit from antacids or cimetidine in non-ulcer dyspepsia. N Engl J Med 314:339–343.
11. Burks TF (1987) Actions of drugs on gastrointestinal motility. In: Johnson LR., ed. Physiology of the Gastrointestinal Tract. New York: Raven Press, 723–743.
12. Albibi R, McCallum RW (1983) Metoclopramide: pharmacology and clinical application. Ann Intern Med 98:86–95.
13. Champion MC (1988) Minireview: Domperidone. Gen Pharmac 19:499–505.
14. McCallum RW, Prakash C, Campoli-Richards DM, Goa KL (1988) Cisapride: a preliminary review of its pharmacodynamic and pharmacokinetic properties, and therapeutic use as a prokinetic agent in gastrointestinal motility disorders. Drugs 36: 652–681.
15. Davis RH, Clench MH, Mathias JR (1988) Effects of domperidone in patients with chronic unexplained upper gastrointestinal symptoms: a double-blind, placebo-controlled study. Dig Dis Sci 33:1505–1511.
16. Rösch W (1989) Efficacy of cisapride in the treatment of epigastric pain and concomitant symptoms in non-ulcer dyspepsia. Scand J Gastroenterol Suppl 165P 54–8
17. Bennett JR (1989) How safe and acceptable is cisapride? Scand J Gastroenterol Suppl 24:59–61.

18. Verlinden M (1990) Dose-finding of cisapride in non-ulcer dyspepsia. Z Gastroenterol 28 [Suppl 1P] 31-5
19. Blum AL, Verlinden M (1990) Cisapride prevents relapse of reflux esophagitis. Gastroenterology 1990; 98:A22. (Abstract)
20. Talley NJ, McNeil D, Hayden A, Piper DW (1986) Randomized, double-blind, placebo-controlled crossover trial of cimetidine and pirenzepine in nonulcer dyspepsia. Gastroenterology 91:149–156.
21. Saunders JH, Oliver RJ, Higson DL (1986) Dyspepsia: incidence of a non-ulcer disease in a controlled trial of ranitidine in general practice. Br Med J [Clin Res] 292: 665–668.
22. Weberg R, Berstad A (1988) Low-dose antacids and pirenzepine in the treatment of patients with non-ulcer dyspepsia and erosive prepyloric changes. A randomized, double-blind, placebo-controlled trial. Scand J Gastroenterol 23:237–243.
23. Gad A, Dobrilla G (1989) Campylobacter pylori and non-ulcer dyspepsia. 1. The final results of a double-blind multicentre trial for treatment with pirenzepine in Italy. Scand J Gastroenterol Suppl 167P 39–43
24. Rokkas T, Pursey C, Uzoechina E, Dorrington L, Simmons NA, Filipe MI, Sladen GE (1988) Non-ulcer dyspepsia and short term De-Nol therapy: a placebo controlled trial with particular reference to the role of Campylobacter pylori. Gut 29:1386–1391.
25. Kang JY, Tay HH, Wee A, Guan R, Math MV, Yap I (1990) Effect of colloidal bismuth subcitrate on symptoms and gastric histology in non-ulcer dyspepsia. A double blind placebo controlled study. Gut 31:476–480.
26. Janssens J, Peeters TL, Vantrappen G, Tack J, Urbain JL, De Roo M, Muls E, Bouillon R (1990) Improvement of gastric emptying in diabetic gastroparesis by erythromycin. N Engl J Med 322:1028–1031.
27. Kleveland PM, Johannessen T, Kristensen P, Lge I, Sandbakken P, Dybdahl J, Petersen H (1990) Effect of pancreatic enzymes in non-ulcer dyspepsia. A pilot study. Scand J Gastroenterol 25:298–301.
28. Töndury GD (1981) Die Behandlung eines Syndroms von dyspeptischen Beschwerden mit Ursodesoxycholsure. Schweiz Rundsch Med Prax 70:969–973.
29. Marzio L, Neri M, De Angelis C, Di Felice F, Celiberti V, Pieramico O, Mezzeti A, Cuccurullo F (1987) Effect of cisapride on gallbladder kinetics in normals and patients with decreased gallbladder response to a liquid meal. Curr Ther Res 42:895–900.
30. Staritz M, Poralla T, Ewe K, Meyer zum Büschenfelde KH (1985) Effect of glyceryl trinitrate on the sphincter of Oddi motility and baseline pressure. Gut 26:194–197.
31. Guelrud M, Mendoza S, Rossiter G, Ramirez L, Barkin J (1988) Effect of nifedipine on sphincter of Oddi motor activity: studies in healthy volumteers and patients with biliary dyskinesia. Gastroenterology 95:1050–1055.

Sachverzeichnis

abdominale Sonographie
  (siehe Sonographie)
Abklärung Diagnostik
  Zusammenfassung 3
Adenokarzinom, Oesophagus 98
Aerophagie 63
– gastrointestinales Gas 135
– Therapie 142
Afferenzen, Motilität 33
Aktionspotentiale 58
Alarmsymptome
– Abklärung 87, 88
– Refluxkrankheit 96
Alginsäure 149
Alkohol 131
– Ulkusbeschwerden 67, 74
Allergien 131, 132
– Nahrung 137
Alter, Abklärung 88
Anamnese
– Abklärung dyspeptischer
  Beschwerden 86
– Therapie 5
Angst
– Diagnostik 140
– funktionelle Dyspepsie 30
Antazida 149
anterograde peristaltische
  Kontraktionen (siehe Oddisphinkter)
Antibiotika 149, 155
Antiflatulentia 149
Antirefluxoperation, Manometrie 104
Antirheumatika, Ulkusbeschwerden 74
antrale Peristaltik
  Flüssigkeitsentleerung 55
– Zerkleinerung 56
antroduodenale Koordination 53
Antrum, Magenstase 61, 63
Antrumperistaltik, feste Nahrung 53
Arbeitsausfall 16
– Funktionelle Dyspepsie
Atemtest
– Helicobacter pylori 118
– Transitzeit 110

atrophische Gastritis 70, 117, 118
Aufbau, moduläre Struktur VI
– Buch, Film VI
autonomes Nervensystem (ANS)
– Motilitätskontrolle 32
– Motilitätsstörungen 32
Azetylcholin 151

bakterielle Fermentation, intestinales
  Gas 134
Bakterientoxine, Nahrungsmittel-
  intoleranzen 131
Ballaststoffe 135, 144, 145
– Mangel 145
Ballondehnung, Empfindlichkeit des
  Oesophagus 46
Basaldruck, Oddisphinkter 83
Beschwerdebild, Hilfe zur Abklärung 87
Beschwerden und Dyspepsie,
  nicht gastrointestinale 10, 30
Bewegungsabläufe, motorische
  Programme 34
Bewegungsapparat und Dyspepsie 30
Biliär-Beschwerden
– Diagnostik 4
– Zusammenfassung 4
Biliär-Typ
– Beschwerdebild 26
– Klassifikation 12
biliäre Dyspepsie, Gallenwegsmotilität 80
biliärer Schmerz 80
Biopsien
– Magen 116
– Oesophagus 98
Blähungen 134
Brechzentrum 150

Carnett-Test 89
chirurgische Maßnahmen 146
– Therapie 5
Cholagoga 155
Cholelithiasis, Nahrung 132
Cholesterin 145

Cholezystektomie 146
Cholezystokinin 79
Cholinergika 151
chronische Dyspepsie (siehe Dyspepsie)
Chymus 53
Cisaprid 151, 153, 154
– Dyspepsie Biliär-Typ 155
– Wirkung 154
CLO-Test 116
Computer
– Szintigraphie 111
– pH-Metrie 100
Computertomographie 3, 91, 123, 124

Darmflora 132
Definition
– chronische Dyspepsie 6
– Dyspepsie 6
– Zusammenfassung 1
Dehnung
– Gallenwege 80
– intestinales Gas 134
– Kolon 66
– Schmerz 80
– Ulkusschmerz 66
Dehnungsempfindlichkeit 62
Depression, gastrointestinale
 Symptome 128
Diagnose ex juvantibus 91, 152
Diagnostik
– Zeitplan 90
– Zusammenfassung 3
diagnostische Abklärung 86
– Zusammenfassung 3
diagnostische Maßnahmen 91
– Therapie 5, 140
– Zusammenfassung 3
Diätplan 142
Diät Elimination 137
Domperidon 153
Dopaminantagonisten 151
– Nebenwirkungen 154
Druckgefälle, Magen 50
Druckgradient 54
Druckregulation, Magen 51
duodenogastrischer Reflux
– dyspeptische Beschwerden 76
– Ulkusbeschwerden 67

Durchmischung, Mageninhalt 50
Dyskinesie der Gallenwege, Funktions-
 diagnostik 125
Dyspepsie
– Biliär-Typ 26
– – Diagnostik 123
– chronische 6
– Definition 6
– funktionelle (siehe funktionelle
 Dyspepsie)
– Magenstase-Typ 24
– Misch-Typ 27
– Reflux-Typ 23
– Ulkus-Typ 25
– Säure 76
Dyspepsie-Almanach
– Informationsträger V
– Konzept V
dyspeptische Beschwerden
– des Biliärtyps 4
– Läsionen 74

Efferenzen, Motilität 33
elektrische Aktivität, Magen 58
Eliminationsdiät 137
Empfindlichkeit
– intestinales Gas 134
– Magenstasesymtome 63
Empfindlichkeitsschwelle, Dehnung 62
Endobrachyoesophagus 98
Endoskopie 8, 108, 115
– obere, Indikationsstellung 114
– Refluxkrankheit 98
– Ulkuskrankheit 69
endoskopische retrograde Cholangiopan-
 kreatographie (ERCP) 3, 91, 123, 124
enterales Nervensystem (ENS) 150
– Medikamente 151
– Motilitätsstörungen 34
– neurale Kontrolle der Motilität 32
Entleerung fester Teile 53
Entspannungstherapie 140
Entzündungen, Ursache funktioneller
 Dyspepsie 10
Epidemiologie 16
Epigastralgie 135
Ernährungsanamnese 136
Erythromycin 151, 155

Eßgewohnheiten 142
Eßhygiene 145
Eventmarker 103
– pH Metrie 103

Faktoren, exogene
– Insuffizenz Oesophagussphinkter 43
fehlende Leitsymptome 4
Fettsäuren, gesättigte 145
Film, Synthese Wort Bild V
Flatulenz 132, 134
Fructose 133, 134
funktionelle Dyspepsie V, 8
– Angst 30
– Einteilung VII
– nichtmedikamentöse Maßnahmen 145
– Ulkusbeschwerden 67
– Ursachen 8
Funktionsstörungen
– Interpretation 28
– Prokinetika 152
– Oddisphinkter
– Schmerz 80
– Typen 82
– Ursachen von Dyspepsie 8
Funktionstest 3, 9, 123
– Bedeutung 92
– Gallenwege 125
– Interpretation 28
– keine Leitsymptome 128

Gallenblase, Störungen 81
Gallenblasenmotilität, Störungen 82
Gallenkoliken 122
Gallensteine 124
Gallenwege
– biliärer Schmerz 81
– Motilität 79
– Szintigraphie 125
Gasbildung 135
Gasgehalt
– Magenstasesymptome 62
– Magen und Reflux von Säure 42
gashaltige Speisen 135
Gastritis 12
– Helicobacter pylori 71
Gastritisdiagnose, Bedeutung 118
Gastritisdiagnostik 117

gastrointestinale Motilität
– Funktionsstörung 28
– Interpretation 28
– medikamentöse Therapie 150
– Streß 30
– Transitzeiten 110
– Ursache funktioneller Dyspepsie 8
gastrointestinales Gas 134
gastrooesophagealer Reflux
– Definition 40
– Nachweis 100
Gastroskopie 3, 124
– Indikation 114
Gesundheitsempfehlungen 144
glatte Muskulatur 36
Gleithernie, Reflux 105
Gluten 131

H_2 Antagonisten 149, 153, 154
Haftertrick 137
Hauptsymptome
– Einteilung 1
– – Diagnostik 4
– – Zusammenfassung 4
– Medikamentenwahl 153
– Zusammenfassung 1
Helicobacter pylori
– Diagnostik 117
– dyspeptische Symptome 72
– Epidemiologie 72
– Histologiediagnose 116
– Kulturnachweis 116
– medikamentöse Indikation 72
– Ulkus 72
Helicobacter-pylori-Gastritis 70
– Rolle Gastroskopieindikation 115
– Ulkusbeschwerden 67
hiatale Gleithernie, Reflux 105
Hiatushernie, Insuffizienz Oesophagussphinkter 43
Hyperazidität 12, 76
hypersensibler Oesophagus 46
Hypersensivitätsreaktion 131
Hypnose 30
Hypnotherapie 140

Infiltrates, entzündliche Gastritis 70
Insuffizenz des unteren Oesophagussphinkter 43

interdigestiver migrierender Motorkomplex
- Darstellung 34
- Störungen und Interpretation 36
intestinale Metaplasie, Helicobacter-pylori-Gastritis 70
intraabdominaler Druck, Insuffizienz Oesophagussphinkter 42
Kaffee, Ulkusbeschwerden 67, 74
Kalziumantagonisten 149, 155
kausale Therapie 149
Klassifikation 12
- funktionelle Dyspepsie 12
- kausal 14
- Pathogenese 14
- Pathophysiologie 1
- Zusammenfassung 1
Koffein 131
Kohlenhydrate, intestinales Gas 134
Koliken, Fett 133
Koloskopie 91, 123, 124
Konsultationsverhalten 16
Kontrolle, Motilität 33
Koordination
- Antrum und Duodenum 50
- Antrum und Pylorus 61
körperliche Untersuchung, Carnett-Test 89
Krankheitsverlauf, Rolle zur Abklärung 88

Laboruntersuchungen 3, 91
Lactasemangel 131
Langzeit-pH-Manometrie 104
Läsion, gastrointestinale Beschwerden 75
Läsionen, makroskopische
- Ursache von Dyspepsie 8
Lebenserwartung 16
Lebensführung
- allgemeine 144
- Therapie 143
Lebensmittelvergiftung 132
Leibgerichte 145
Leidensdruck 30
Leitsymptome, keine
- Diagnostik 128

Magenentleerung
- Diagnostik 108
- Flüssigkeiten 50
- Insuffizienz Oesophagussphinkter 43
- normale 51
- Szintigraphie 91, 108 111
- - Indikationsstellung 109
- verzögerte (siehe verzögerte Magenentleerung)
Magenmotilität
- normale 50
- Störungen 61
- Untersuchung 108
Magenperistaltik, Schrittmacher 58
Magenstase
- Medikamentenwahl 153
- Symptome 62
- Ursachen 107
Magenstase-Typ
- Beschwerdebild 24
- Klassifikation 12
makroskopische Läsionen (siehe Läsionen)
Malabsorption 131, 132
Manometrie
- Gallenwege 123
- gastrointestinale Motilität 112
- Oesophagusdiagnostik 104
Medikamente
- Bedeutung 142
- gastrotoxische Therapie 143
- Nebenwirkungen 142
- Ulkusbeschwerden 67, 74
- zweiter Wahl 155
medikamentöse Therapie, Zusammenfassung 5
Messkurve, pH 101
Meteorismus 132, 134
Metoclopramid 153
migrierender Motorkomplex, interdigestiver 34
Misch– Typ
- Beschwerdebild 27
- Klassifikation 12
- Medikamentenwahl 153
Mischvorgang, Magen 50
Motilität
- der Speiseröhre 44
- gastrointestinale 8
motilitätsfördernde Medikamente (siehe Prokinetika)
Motilitätsstörungen 33
- Bedeutung 36

Sachverzeichnis

- entrales Nervensystem 34
- Manometrie, Bedeutung Oesophagus 104
- neurale Faktoren 30
- Säure 76
Mukosaläsionen, Gallenflux 76
MUSE-Klassifikation, Refluxoesophagitis 99
Muskulatur, glatte 36
- Motilitätsstörungen 36

Nahrungsexzesse 131
Nahrungsmittelallergie, Abklärung 136
Nahrungsmittelaversionen 133
Nahrungsmittelintoleranzen 132
- akute 131, 132
- chronische 131, 132
- Viren 131
Nahrungsmittelunverträglichkeiten 90
Nervenplexus 34
Nervenzellen 150
neurale Faktoren, Motilitätsstörungen 32
neurale Ursachen, Insuffizienz Oesophagussphinkter 43
nichtmedikamentöse Maßnahmen 142
nichtsteroidale Antirheumatika 75
- Indikation 114
Nitrate 149, 155
Noxen
- Therapie 143
- Ulkusbeschwerden 74

Oberbauchsonographie
 (siehe Sonographie)
Oberflächengastritis, Schmerzgrade 70
Oddisphinkter
- anterograde peristaltische Kontraktion 83
- Funktionstest 125
- Motilität 79
- Motilitätsstörungen 81
- paradoxe Kontraktion 83
- retrograde peristaltische Kontraktion 83
Oesophagitis 99
- gastrooesophagealer Reflux 102
Oesophago-gastro-duodenoskopie 91, 123
Oesophagusperistaltik 44
organische Ursachen, Dyspepsie 8

Pankreasenzyme 155
Papillotomie 125, 146
paradoxe Kontraktion (siehe Oddisphinkter)
Parietalzellen 150
pathognomonische Symptome, Refluxkrankheit 97
pathologischer Reflux
- leicht 102
- schwer 102
- - Endoskopieindikation 102
Pathophysiologie, Klassifikation 1
- Zusammenfassung 2
Peristaltik 51
- Welle 53
Pfefferminze 144
pH-Elektrode 101
pH-Metrie 91
- normal 103
- pathologisch 103
- 24-Stunden, Prinzip 100
Plazebobehandlung 148
- Diagnostik 92
positive Diagnose, Bedeutung 92
Präkanzerose 118
probatorische Therapie 90, 95, 152
- Magenstase 106
- Zusammenfassung 5
Programm, motorisches 33
Prokinetika 149, 151, 152
provisorische Therapie 90, 93, 148
Psyche
- Angst 114
- Bedeutung 140
- Diagnostik 140
- medikamentöse Therapie 150
- Nahrungsmittelaversionen 133
- Therapie 143
- Ulkusbeschwerden 67
psychische Faktoren, Zusammenfassung 1
psychische Probleme
- Rolle bei Dyspepsie 30
- Ursache funktioneller Dyspepsie 10
Psychopharmaka 149, 155
Pylorus und Magenmotilität 53

Rauchen 143
- Indikation Gastroskopie 114
- Ulkusbeschwerden 67, 74

Reduktionsdiät 145
Reflux-Typ
– Beschwerdebild 23
– Klassifikation 12
– Medikamentenwahl 153
Refluxepisoden 40
Refluxkrankheit
– ohne Oesophagitis, pH-Metrie 103
– sekundäre 105
Refluxoesophagitis, pH-Metrie 103
Refluxsymptome
– Diagnostik 4
– Zusammenfassung 4
Regurgitationen, Refluxkrankheit 96
Reizmagen 12
Relaxation
– rezeptive, Magen 50
– – Störungen 62
– – Symptome 62
– spontane Oesophagussphinkter 42
– unzeitgemäße Oesophagussphinkter 42
respiratorische Symptome, Refluxkrankheit 97
retrograde peristaltische Kontraktionen (siehe Oddisphinkter)
retrosternales Brennen, Refluxkrankheit 96
rezeptive Erschlaffung, Magen 54
Rezidiv und Prognose 16
Rhythmus, elektrischer Magen 58
Rhythmusanomalien, Magenstase 61
Risikofaktoren
– Bedeutung Gastroskopieindikation 115
– Ulkus 115
Röntgenkontrastmittel– Untersuchung 119
– Motilitätsstörungen 110
– Oesophagus Indikation 104
Röntgenuntersuchungen, Refluxbeschwerden 104
Ruhetonus, Oesophagussphinkter 42

Säure-Clearance, Oesophagus 104
Säureexposition, Oesophagus 44
Säurehemmer, Ulkusschmerz 76
Säurehypersekretion, Ulkusbeschwerden 67,
Säureperfusion, Empfindlichkeit im Oesophagus 46
Säurereflux 41

Säuresekretion 12
– dyspeptische Beschwerden 76
– Kaffee 74
– medikamentöse Therapie 150
Säuresekretionshemmer 152
Säuresekretionstest 119
Schleimhaut, gastrooesophagealer Refluxschaden 46
Schluckakt, Reflux 42
Schmerzschwelle 46
Schrittmacher (Pacemaker) 58
Selbstreinigung, Gallenwege 79
Sensibilitätsstörungen, Oesophagus 46
serologische Tests, Helicobacter pylori 118
Sodbrennen, Nahrung 133
Sonographie 3, 124
– abdominale 91, 123
– Oberbauch 8, 108
Sorbitol 133, 134
sozioökonomische Folgen 16
Spasmus, Oesophagus 104
Sphincter Oddi (siehe Oddisphinkter)
Sphinkterdyskinesien, Papillotomie 125
Sphinkterinsuffizienz, unterer Oesophagus 42
Streß, gastrointestinale Motilität 30
Stuhlgang, Therapie 143
Symptome
– gastrooesophagealer Reflux 97
– Ulkuskrankheit 69
Szintigraphie
– Gallenwege 123
– Magenentleerung 108, 110

Tachygastrie 61
therapeutische Maßnahmen nach Dyspepsie-Typ 144
therapeutsiche Ansätze durch Anamnese 87
Therapie, Zusammenfassung 5
Therapiegrundlagen, funktionelle Dyspepsie 141
Transitzeiten
– Atemtest 110
– Röntgenmarker, Bedeutung 110
Tumoren 124

Übergewicht 145
Ulkus
– Endoskopie 115
– Indikation zur Abklärung 115

Ulkus duodeni, rezidivierende
  Helicobacter pylori 72
Ulkus-Typ
– Beschwerdebild 25
– Klassifikation 12
– Medikamentenwahl 153
ulkusartige Beschwerden
– Diagnostik 4
– Ursachen 66
– Zusammenfassung 4
Ulkusheilung, Symptome 68
Ulkuskrankheit 68
– Beschwerden 66
Ulkusschub, Symptome 68
Ulzera, nichtsteroidale Antirheumatika 75
Unterer Oesophagussphinkter, Insuffizienz 42
Ureasetest 116
Urogenitaltrakt 30

Verflüssigung fester Nahrung 53
Verhaltenstherapie 30
Vertrauensbasis, Abklärung dyspeptischer
  Beschwerden 86

Vertrauensbeziehung, Therapie 5, 140
verzögerte Magenentleerung
– Diagnostik 4
– Symptome 106
– Ursachen 61
– Zusammenfassung 4
Videofilm
– Aufbau VII
– Synthese Wort Bild V
– Verwendungsarten VII
24-Stunden-pH-Metrie 91, 103
Viren 131

Wahrnehmung, Motilität 33
Wismutsalze 155

Zeitplan, Abklärung dyspeptischer
  Beschwerden 90
zentrales Nervensystem (ZNS), Motilitäts-
  störungen 32
Zerkleinerung Nahrung, Magen 53
Zöliakie 131

MIX
Papier aus verantwortungsvollen Quellen
Paper from responsible sources
FSC® C105338

If you have any concerns about our products,
you can contact us on
ProductSafety@springernature.com

In case Publisher is established outside the EU,
the EU authorized representative is:
**Springer Nature Customer Service Center GmbH
Europaplatz 3, 69115 Heidelberg, Germany**

Printed by Libri Plureos GmbH
in Hamburg, Germany